Dr. med. Alois Brügger

Gesunde Haltung und Bewegung im Alltag

Mit Regeln zur Wiederherstellung und Bewahrung
der gesunden Körperhaltung
Moderne Rückenschule und Rückenturnen
aus der Sicht von Dr. Alois Brügger

Verlag und Herausgeber Dr. A. Brügger, Zürich

Gemeinschaftsarbeit zur 1. und 2. Auflage
der Physiotherapeuten des Forschungs- und Schulungszentrums Dr. Brügger, Zürich
Damaliger Cheftherapeut Rolf Boner

CIP-Kurztitelaufnahme der Deutschen Bibliothek
Brügger, Alois: Gesunde Haltung und Bewegung im Alltag
4. überarbeitete und erweiterte Auflage, Zürich, Dr. A. Brügger, 1996
ISBN 3-9520075-2-8

Lektorat: Julia Ruzicka
Gymnastische Darstellung: Julia Ruzicka nach Angaben von Dr. A. Brügger
Graphische Umsetzungen und Illustrationen: Lora Lamm, Zürich
Typographie: Max Caflisch, Schwerzenbach

Inhaltsverzeichnis

1. Zum Geleit

Das Leben ist geheimnisvoll. Seltsame Ergebnisse haben oft unergründliche Ursachen. Dies schien auch für das Auftreten jener Schmerzen Gültigkeit zu haben, die seit Jahrtausenden als Gliedersucht oder Rheuma Ärzte und Laien beschäftigt haben.
In den vergangenen 30 Jahren hat sich immer mehr gezeigt, daß den Ursachen der Muskel- und Gelenkschmerzen des Menschen, die im Volksmund als «rheumatisch» angesprochen werden, weder mit dem Mikroskop noch mit biochemischen Untersuchungen auf den Grund zu kommen ist.
Dagegen lassen sich diese – als «Volksseuche Rheuma» verstandenen – Schmerzen aus der funktionellen Sicht verstehen.
Der Bewegungsapparat des Menschen, bestehend aus der Wirbelsäule, den Gliedmaßen mit dem Schultergürtel und dem Becken, besitzt ein vielschichtiges System von Schutzeinrichtungen, die in Betrieb gesetzt werden, sobald Muskeln, Gelenke mit ihren Bändern, Knochen und andere Bauelemente des Körpers Gefahren durch Fehlbeanspruchungen ausgesetzt sind, oder wenn sie Verletzungen erleiden oder entzündlich erkranken.
Fühler («Sensoren») durchsetzen Muskeln, Gelenke, Knochen, aber auch die allermeisten übrigen Gewebe des Körpers und melden Unstimmigkeiten, «Störungen», dem Rückenmark und Gehirn. Dieses ist befähigt, die eingehenden Informationen über Fehlbeanspruchungen und Defekte im Bewegungsapparat auszuwerten und Maßnahmen zu treffen, die darauf ausgerichtet sind, die «Störung» auszuschalten oder auszugleichen.
Dies geschieht durch eine schmerzhafte Hemmung jener Bewegungen und Körperhaltungen, welche die Störungen vergrößern. So kommt es zum Auftreten von Schmerzen im Rücken, in den Armen und Beinen, ja selbst in der Halswirbelsäule mit Ausbreitung zum Kopf (Kopfschmerzen). Diese Schmerzen kommen und gehen, sie «fließen» (Rheuma von «rhein», altgriechisch: «fließen») im Körper herum, erfassen bald mehr den Rücken, den Nacken, die Arme und Beine. Nach Einnahme von «Schonhaltungen» oder durch «schonende Bewegungen» («schonendes Hinken») nehmen die Schmerzen ab.
Da jede Körperhaltung und Körperbewegung, die die Muskeln und Gelenke einschließlich der Wirbelsäule strapazieren, schädlich sind, reagiert der Körper mit einer entsprechenden schmerzhaften Hemmung dieser Bewegungen oder der Einnahme bestimmter Körperhaltungen.
Die moderne Zivilisation bringt nicht nur Fortschritte, sondern auch Lebensgewohnheiten im beruflichen und persönlichen Bereich, die dem Körper abträglich sind. Dies trifft nicht nur für die bekannten Ernährungsstörungen, sondern auch für die Beanspruchung des Körpers in sämtlichen Domänen des Alltags zu.
In den letzten Jahrzehnten ist es gelungen, Einsicht über diese Zusammenhänge zu gewinnen und daraus Schlußfolgerungen zu ziehen, die es erlauben, durch geeignetes körperliches Verhalten einen weiten Bereich der «rheumatischen Schmerzen» des Bewegungsapparates auszuschalten oder doch ganz erheblich zu lindern.
Das vorliegende Bändchen soll jedermann zeigen, welchen Beitrag er persönlich zum guten Zustand seines Bewegungsapparates leisten kann, um sich vor Schaden und damit vor Schmerzen zu bewahren.
Mein langjähriger Schulleiter des Forschungs- und Schulungszentrums Zürich, Herr Rolf Boner, Krankengymnast, hat in Zusammenarbeit mit meinen krankengymnastischen Mitarbeiterinnen und Mitarbeitern jenen Teil der Informationen und Behandlungsmöglichkeiten dargestellt, den wir unseren Kranken, die an den erwähnten Schmerzen von Seiten des Bewegungsapparates leiden, erfolgreich vermitteln. Die meisten von ihnen werden dadurch

befähigt, sich beim Wiederauftreten von Schmerzen, die sie als Folge von Fehlbeanspruchungen der Muskeln, Gelenke und Wirbelsäule wieder «eingefangen» haben, eigenständig zu befreien; mit anderen Worten: Jeder kann lernen, «sein Rheuma» durch eigene Leistung entscheidend zu verbessern oder gar zu heilen. Denn beim Menschen spielen Bandscheibenschäden, psychische Gründe und vieles andere mehr im Vergleich zur Fehlbeanspruchung seines Bewegungsapparates eine untergeordnete krankmachende Rolle.

Zürich, Februar 1988 Dr. med. Alois Brügger

2. Vorworte und Gebrauchsanleitung

Vorwort zur ersten Auflage

Schmerzen am Bewegungsapparat (Muskeln, Sehnen, Gelenke) beeinträchtigen das Wohlbefinden des Menschen in zunehmendem Maße. *Dr. Brügger hat in den letzten 35 Jahren während seiner Forschungstätigkeit Zusammenhänge zwischen mechanischen Fehlbelastungen und den Schmerzen am Bewegungsapparat erkannt, beschrieben und therapeutisch ausgenützt.* Es hat sich gezeigt, daß durch diese Erkenntnisse ein wesentlicher Teil der Schmerzen am Bewegungsapparat erfolgreich behandelt werden kann.
Dr. Brüggers Arbeit zeigt auch Möglichkeiten auf, wie durch die aufrechte Körperhaltung schon die Entstehung von «rheumatischen» Schmerzen vermieden werden kann.
In unserer Kultur ist das natürliche Bewegungsverhalten weitgehend verloren gegangen. Nur noch wenige Menschen bewegen sich körpergerecht. Obwohl das Wiederentdecken richtiger Bewegungen einen großen Aufwand an Zeit und Energie erfordert, lohnt sich diese Auseinandersetzung mit dem Körper.
Das vorliegende Büchlein ist aus einem Bedürfnis der Physiotherapeuten am Forschungs- und Schulungszentrum Zürich und der hier behandelten Patienten entstanden. Bei der Arbeit mit Patienten tauchte immer wieder der Wunsch nach einer schriftlichen Zusammenfassung der Prinzipien der Haltungskorrektur nach Dr. Brügger auf. Sie sollte dem interessierten Patienten die Auseinandersetzung mit seiner Körperhaltung erleichtern und als Lernhilfe in der Therapie dienen.
Es sollte aber auch einem interessierten Leser, der nicht in physiotherapeutischer Behandlung ist, möglich sein, seine Körperhaltung aufgrund der Anleitungen zu korrigieren. Da aber während des Lernprozesses nicht selten neue Spannungen oder Schmerzen auftreten, ist es von Vorteil, wenn Sie die ersten Schritte zusammen mit einem entsprechend ausgebildeten Arzt oder Physiotherapeuten machen.
Wir danken der Grafikerin Lora Lamm für ihre Zeichnungen.
Unser Dank gehört auch folgenden Mitarbeitern des Forschungs- und Schulungszentrums, die ihre konstruktiven Ideen beigesteuert haben:
Fr. A. Baumgartner
Fr. E. Blum
Fr. B. Gross
Fr. J. Kohler, Fr. H. Kuster
Fr. C. Rock
Fr. O. Steinbaum

Zürich, September 1987 R. Boner

Vorwort zur zweiten Auflage

Knapp drei Monate nach Erscheinen der ersten Auflage ist eine zweite Auflage notwendig geworden. Es zeigt sich ein großes Bedürfnis vieler Patienten nach mehr Informationen über vorbeugende und über Behandlungsmaßnahmen, die der Einzelne selbst anwenden kann, um sich vor «Rheuma» zu schützen, soweit er unter Rheuma jene verbreiteten Muskel-, Gelenk- und Rückenschmerzen versteht, die der Großteil der Bevölkerung zeitweise erleidet.

Zürich, Februar 1988 R. Boner

Vorwort zur dritten Auflage

Unsere Anleitungen zur «Gesunden Körperhaltung im Alltag» erfreuen sich einer zunehmenden Beliebtheit. Dies hat mich veranlaßt, Gestaltung, Text und Bebilderung teilweise zu überarbeiten und Ergänzungen anzubringen. Es soll dadurch jedermann in die Lage versetzt werden, den Blick für das Entscheidende bei der Korrektur der Körperhaltung und bei der Einnahme der gesunden Körperhaltung in den Tätigkeiten des Alltags zu schärfen.
In den letzten drei Jahren konnten weitere Erkenntnisse über die Gesetzmäßigkeiten, welche hinter den sogenannten rheumatischen Schmerzen, heute vielfach auch «Fibromyalgie» genannt, verborgen sind, gewonnen werden und damit auch die gesunde Körperhaltung im Alltag dem Laien verständlicher gemacht werden.

Zürich, Oktober 1990 Dr. A. Brügger

Vorwort zur vierten Auflage

Das Buch «Gesunde Haltung und Bewegung im Alltag» zeigt im ersten Teil, wie die Körperhaltung aussieht, wenn sie gesund ist. Ungesund ist die Körperhaltung dann, wenn sie den Bewegungsapparat in Haltung und Bewegung unökonomisch beansprucht. In der ungesunden Körperhaltung ist der Einsatz der Wirbelsäule, der Muskeln und Gelenke des Bewegungsapparates unökonomisch und führt allmählich zu Schmerzen, zu Bewegungsbehinderungen und schließlich auch zu degenerativen Veränderungen, die als Erkrankungen des Bewegungsapparates angesehen werden. Ihre Ursachen werden oftmals als «Bandscheibenschäden», als «rheumatische Erkrankungen» u.a.m. angesehen.
In dieser neuen Auflage sind sechs Turnübungen aufgenommen, die täglich durchgeführt werden sollten, wenn während einiger Zeit unnatürliche «Zwangshaltungen» in Freizeit oder Beruf eingenommen werden. Die natürlichen Haltungen und die Zwangshaltungen werden in den Kapiteln 3 bis 8 des Buches «Gesunde Haltung und Bewegung im Alltag» gezeigt. Das Kapitel 9 stellt sechs entscheidende Turnübungen vor, die einzeln oder allesamt ausgeführt werden sollten, wenn entsprechende Zwangshaltungen die Haltungen und Bewegungen beeinträchtigen. Die dargestellten Turnübungen sind in vielen Varianten bekannt. Die in diesem Buch vorgestellten Übungen zeigen bei genauem Zusehen jedoch, daß sie in wichtigen Bereichen ganz bestimmten Bewegungsabläufen folgen, auf die es in den Einzelheiten ankommt. Die Grundlagen hierzu sind im Buch des Autors «Die Funktionskrankheiten des Bewegungsapparates» einläßlich aufgezeigt (im Druck).

Zürich / Zollikon, März 1996 Dr. A. Brügger

3. Warum die aufrechte Haltung den Körper entlastet

3

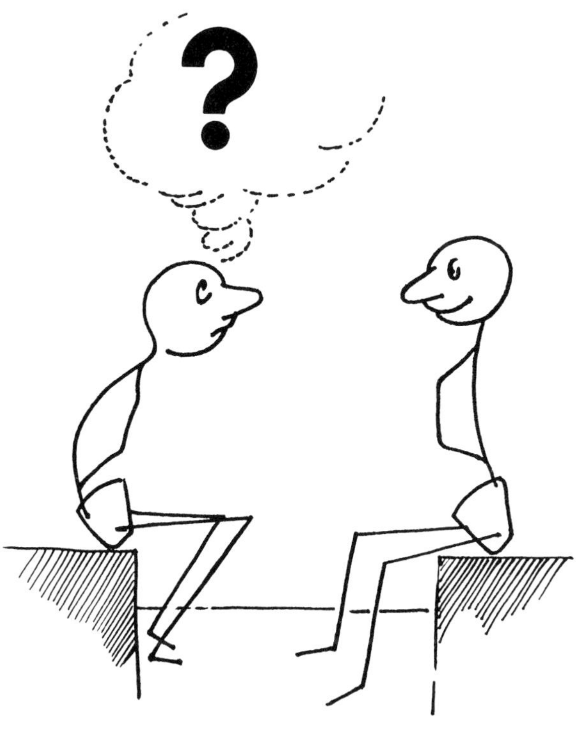

3. Warum die aufrechte Haltung den Körper entlastet

3.1. Grundlagen

Da wir auf der Erde leben, sind wir gezwungenermaßen der Erdanziehung ausgesetzt. Unser Körper wird immer mit einer bestimmten Kraft gegen den Boden gezogen (Abb.3.1.1).
Die Aufgabe des Bewegungsapparates ist es, diese Kraft zu überwinden, damit wir die Möglichkeit haben, uns aufrecht zu halten und uns frei zu bewegen.

Wie in der Technik, stehen dem Organismus verschiedene Baumaterialien (Werkstoffe) zur Erfüllung dieser Aufgabe zur Verfügung.
Vergleichen wir zur Verdeutlichung den menschlichen Körper mit einem Haus (Abb. 3.1.2). Für den Bau eines Hauses werden unterschiedliche Materialien verwendet, wobei jedes Material seinen Eigenschaften entsprechend eingesetzt wird: Ziegelsteine stützen und isolieren, Fenster lassen Licht in die Räume usw. Trägt man bei der Konstruktion diesen Eigenschaften nicht Rechnung, so kommt es später leichter zu Schäden am Haus.
Ähnliche Gesetzmäßigkeiten finden wir beim menschlichen Körper, wo Organe ihren Eigenschaften entsprechende Funktionen erfüllen: die Knochen bilden das Skelett, das unser Körpergewicht trägt; Muskeln bewegen Gelenke usw. (Abb. 3.1.3).
Zwischen dem menschlichen Organismus und einem Haus bestehen allerdings wesentliche Unterschiede: Die Organe sind z.B. in der Lage, sich bis zu einem gewissen Grade an die geforderten Leistungen anzupassen. So wird es möglich, einen Muskel durch Training zu stärken und zu vergrößern. Umgekehrt führt Bewegungsmangel zur Abschwächung des Muskels und zur Verkleinerung seines Umfanges (Abb. 3.1.4). Fast alle anderen Organe zeichnen sich in ähnlichem Maße durch ihre Anpassungsfähigkeit an veränderte Anforderungsverhältnisse aus.
Dieser Anpassungsfähigkeit sind aber Grenzen gesetzt. Werden bestimmte Organe stark überlastet oder nicht ihren Eigenschaften entsprechend eingesetzt, kommt es zu deren Schädigung (Abb. 3.1.5).
Im nachfolgenden Abschnitt wird aufgezeigt, weshalb die krumme Körperhaltung eine Überlastung für verschiedene Gewebe des Körpers darstellt.

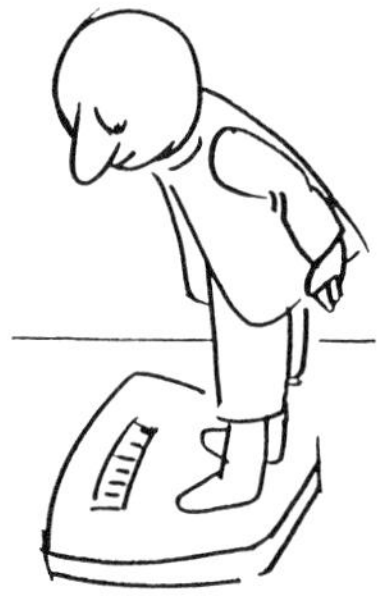

3.1.1. Die Waage zeigt nur an, mit welcher Kraft der Körper von der Erde angezogen wird.

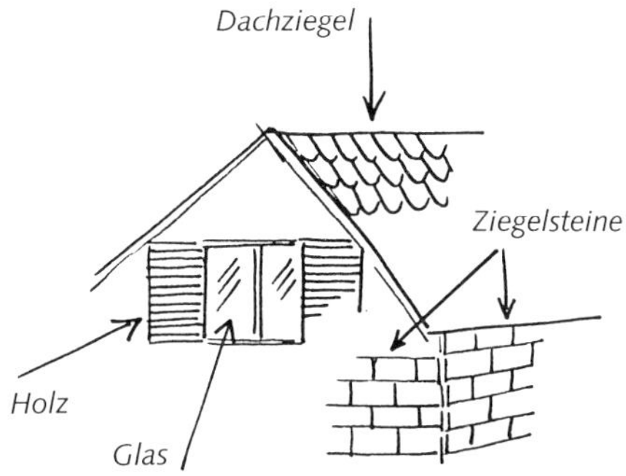

3.1.2. Verschiedene Baumaterialien eines Hauses

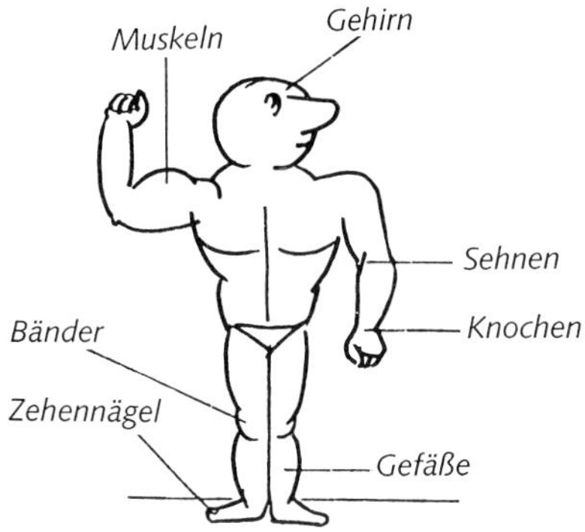

3.1.3. Verschiedene Baumaterialien des Körpers

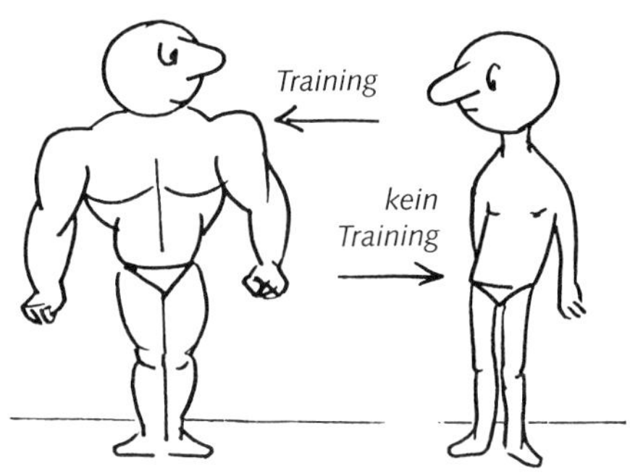

3.1.4. Anpassung der Muskulatur an unterschiedliche Belastungen

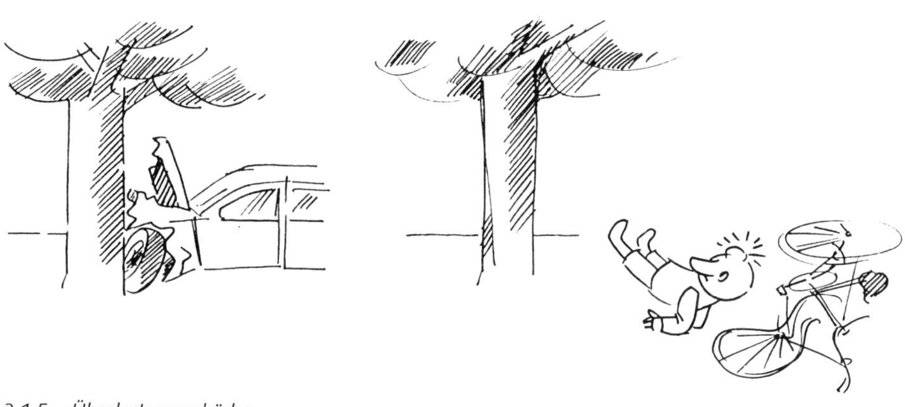

3.1.5. «Überlastungsschäden» ...

3.2. Die Fehlbelastung des Bewegungsapparates

Beobachten wir die Haltung der Leute in unserer Umgebung bei der Arbeit und während der Freizeit, so fällt uns rasch auf, daß die meisten krumm durchs Leben gehen (Abb. 3.2.1).

In dieser krummen Haltung wird den verschiedenen Eigenschaften der Organe des Bewegungsapparates nicht Rechnung getragen. Ein Beispiel: Machen wir uns krumm, werden die einzelnen Wirbel der Wirbelsäule auf Biegung beansprucht, was ihre mechanische Belastungsfähigkeit enorm herabsetzt (Abb.3.2.2). Im Gegensatz dazu schaden hohe Belastungen nicht, wenn sie axial auf die Wirbelsäule einwirken, d. h. in einer aufrechten Haltung (Abb. 3.2.3).
Folgendes Experiment zeigt Ihnen, wie schnell feste Materialien unter Biegespannung bersten und wie schwer sie unter axialer Belastung zu zerstören sind: Versuchen Sie, einen Bleistift durch bloßes Auseinanderziehen oder Stauchen zu zerbrechen (axiale Belastung) (Abb. 3.2.4); es wird Ihnen nicht gelingen. Wiederholen Sie den Versuch, indem Sie den Bleistift durchbiegen (Biegespannung) (Abb. 3.2.5). Auf diese Weise wird es Ihnen ein leichtes sein, den Bleistift zu zerbrechen.

Ein anderes Beispiel für die Überlastung des Organismus durch die krumme Körperhaltung: Durch die Krümmung der Wirbelsäule kommt es zu einer Annäherung von Brustkorb und Becken (Abb. 3.2.6). Folge ist, daß der Bauchraum und der Brustkorbraum eingeengt werden. Dadurch können einerseits die inneren Organe in ihren Funktionen beeinträchtigt werden, andererseits entstehen Muskelverkürzungen an der vorderen Rumpfwand (z.B. an der Bauchmuskulatur).
Die obigen Beispiele zeigen zwei nachteilige Aspekte der krummen Haltung – weitere werden in den folgenden Kapiteln aufgeführt werden.

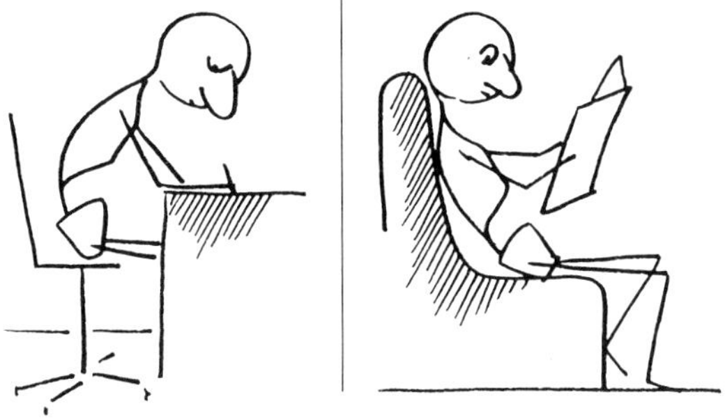

3.2.1. Volkskrankheit «Krumme Haltung»

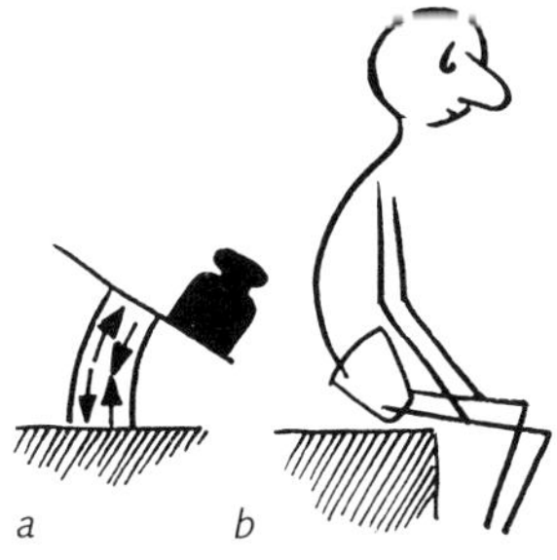

3.2.2. In der Säule (a) herrschen Zug- und Druckkräfte. Es entsteht Biegespannung. Dieselben physikalischen Kräfte wirken auf die Wirbelsäule in der krummen Haltung (b).

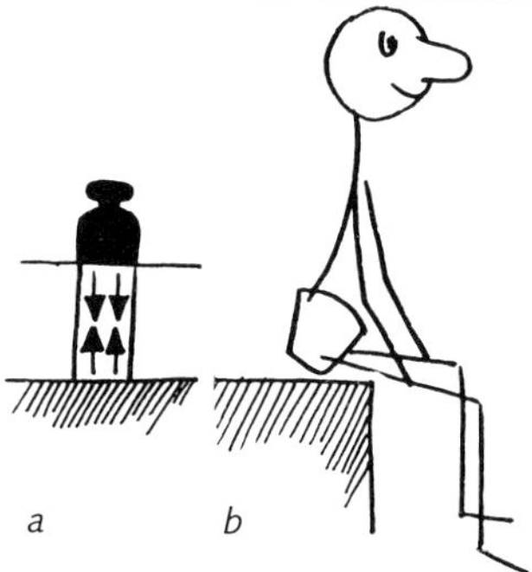

3.2.3. Die Säule (a) wird – wie die Wirbelsäule in der aufrechten Haltung (b) – axial belastet. Es herrschen gleichmäßige Druckverhältnisse.

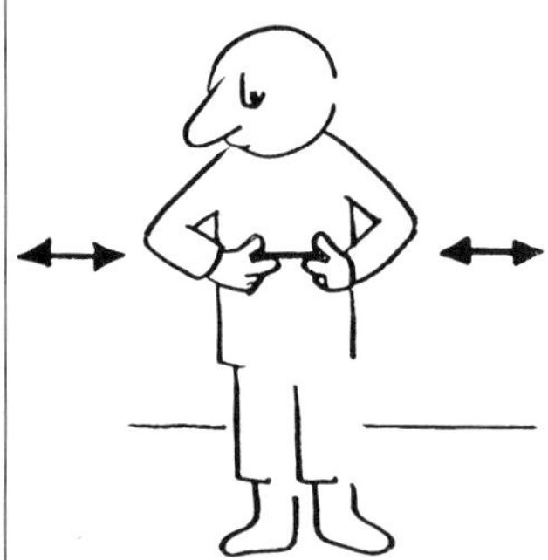

3.2.4. Axiale Belastung des Bleistiftes

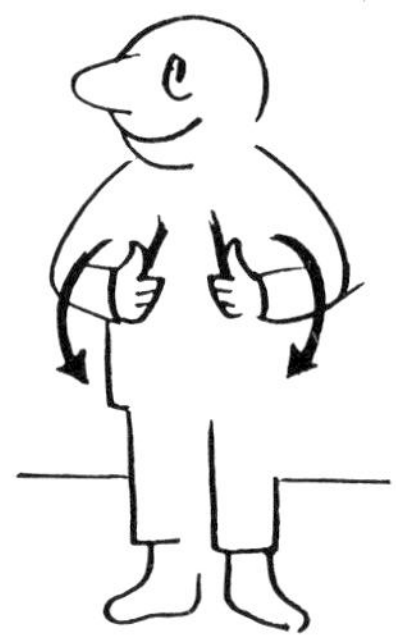

3.2.5. Biegespannung im Bleistift

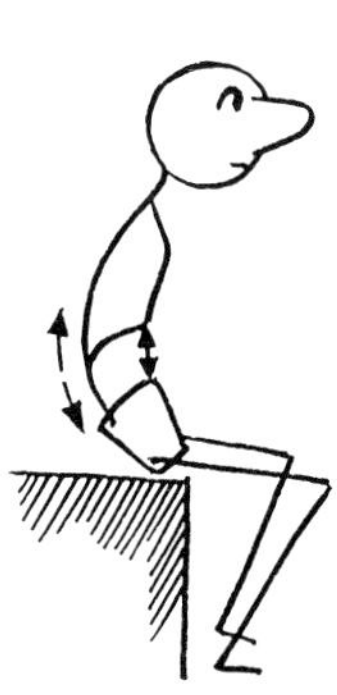

3.2.6. Einengung des Brust- und Bauchraumes durch die krumme Körperhaltung

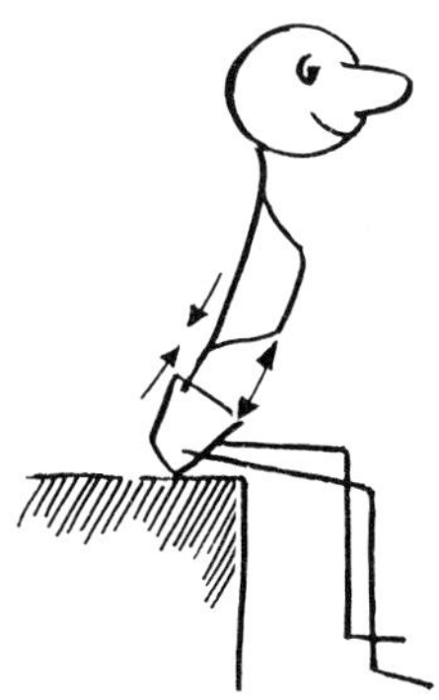

Vergrößerung des Brust- und Bauchraumes durch Strecken der Wirbelsäule

3.3. Die Reaktion des Körpers auf Fehlbelastung

Es ist keine Bewegung möglich, ohne daß das Gehirn diese Bewegung einleitet und in allen Einzelheiten ausführt.

Ein umfangreiches Meldesystem, bestehend aus Fühlern, registriert was ausgeführt wird, und meldet es dem Gehirn, damit nötigenfalls Korrekturen im Bewegungsablauf durchgeführt werden können.
Ein besonderes Meldesystem registriert drohende Gefahren und Überlastungen im Bereich der Knochen, der Gelenke, der Bänder und der Muskeln mit ihren Sehnen und meldet die Gefahren dem Gehirn, wo unverzüglich Schutzmechanismen ausgelöst werden. Zu solchen Schutzmechanismen gehören beispielsweise das Hinken, bei dem das Bein geschont wird. Die Schutzmechanismen mit Ausweichbewegungen, Hinken u.a., spielen sich automatisch ab. Nur dann, wenn es erforderlich wird, daß das Individuum selbst aktiv an der Schonung teilnimmt, werden die Schutzmechanismen der Bewußtseinssphäre mitgeteilt und hier alle zu vermeidenden Bewegungen als «*Aktionsschmerz*» (auch als «rheumatischer Schmerz») wahrgenommen. Dieser Schmerz bildet gleichsam einen *Schonungsappell* an das Individuum, aktiv an der Schonung teilzunehmen.

Die heute in der westlichen Welt oft eingenommene krumme Körperhaltung belastet die Strukturen des Körpers falsch. Dieser beantwortet die damit verbundene Gefahr einer Gewebeschädigung dadurch, daß er verschiedene Muskeln, die den Körper aufrichten (Abb. 3.3.2) anspannt. Wird die Haltung nicht korrigiert, dann verharrt die Anspannung der Muskeln, und es kommt zu Verspannungen und zu Überlastungsschmerzen der aufrichtenden Muskulatur. Da diese Muskulatur in einem System arbeitet, das sich über den gesamten Körper erstreckt, kann es in allen Bereichen des Bewegungsapparates zu Bewegungsstörungen und zu Schmerzen kommen.

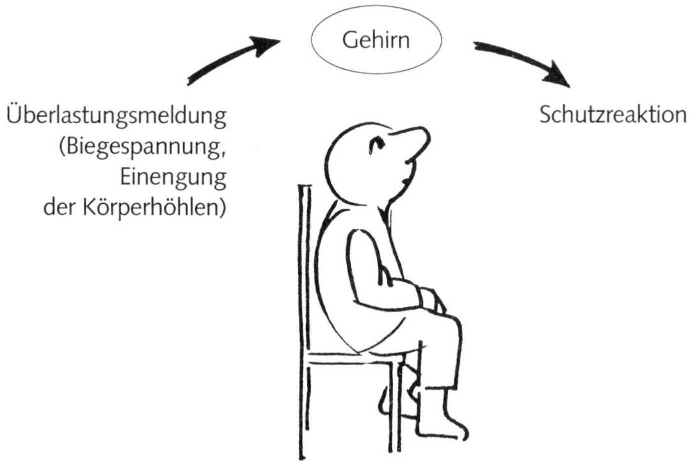

3.1. Schutzmechanismus des Körpers

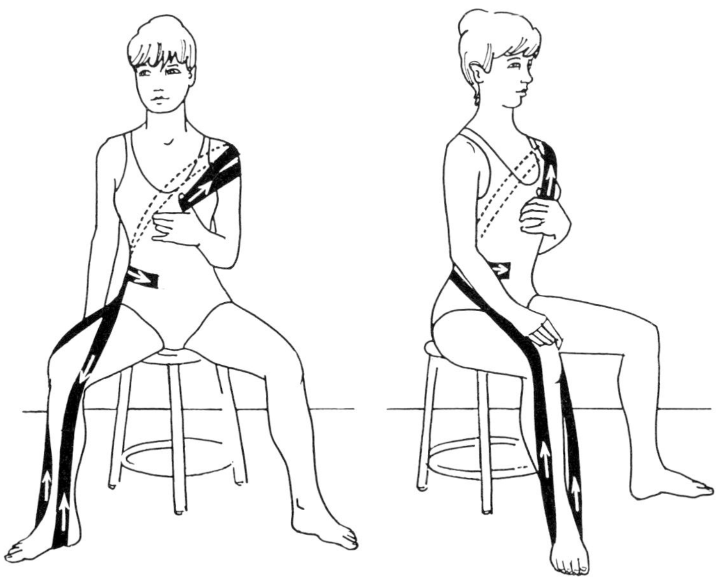

3.3.2. Eine wichtige Muskelkette, die im Dienste der Körperaufrichtung steht.

3.4. Die natürliche Körperhaltung

Welche Haltung muß eingenommen werden, um Fehlbeanspruchungen der Strukturen des Körpers, die als Störfaktoren wirken, auszuschalten? *Hauptmerkmal* einer natürlichen Körperhaltung ist die gleichmäßige *Lordose* zwischen der mittleren Brustwirbelsäule und dem Kreuzbein. Unter Lendenlordose wird im allgemeinen das «Hohlkreuz» verstanden. Manche glauben, dass diese Lordose schädlich sei. Diese Lendenlordose ist schädlich, wenn sie nicht bis zur mittleren Brustwirbelsäule in einem gleichmäßigen Bogen hinaufgezogen wird. Nur in dieser Position kann die Wirbelsäule den Körper tragen und damit ihre Tragfunktion erhalten. In einem harmonischen Bogen verbindet sich das Kreuzbein dabei mit dem 5. Brustwirbelkörper zwischen den Schulterblättern.

Die Herstellung einer gesunden Lordose ist an drei Bedingungen geknüpft:
1. Das Becken muß nach vorn rollen und ausreichend «nach vorn kippen».
2. Der Brustkorb muß nach vorn geschoben und das Brustbein angehoben werden.
3. Die Halswirbelsäule wird dabei gestreckt.

Dies ist das normale Haltungsmuster, in welchem der Brustkorb und der Bauchraum den inneren Organen genügend Platz lassen und in welchem die Wirbelsäule ihre Tragfunktion erfüllen kann.
Wenn im Sitzen der Körper aufgerichtet wird, dann kommt es stets gleichzeitig zum Kippen des Beckens, zum Aufrichten des Brustkorbes und zum Strecken der Halswirbelsäule, wobei gleichzeitig auch der Schultergürtel etwas nach hinten zurückgezogen wird. Umgekehrt: Läßt sich jemand in die krumme Körperhaltung hineinfallen, dann senkt sich der Brustkorb, das Becken rollt nach rückwärts, der Schultergürtel wandert nach vorn und die Halswirbelsäule gerät in eine Hohlkrümmung.

Die entscheidenden Körperabschnitte des Schultergürtels und des Beckengürtels mit der Wirbelsäule und der Halswirbelsäule sind ähnlich wie Zahnräder miteinander gekoppelt und bestimmen den Zug in die aufrechte Körperhaltung oder das Zurückstoßen in die krumme Körperhaltung (Abb.3.4; Abb. 4.3.1 und Abb. 4.3.2; Kapitel 4, Seite 22–27).

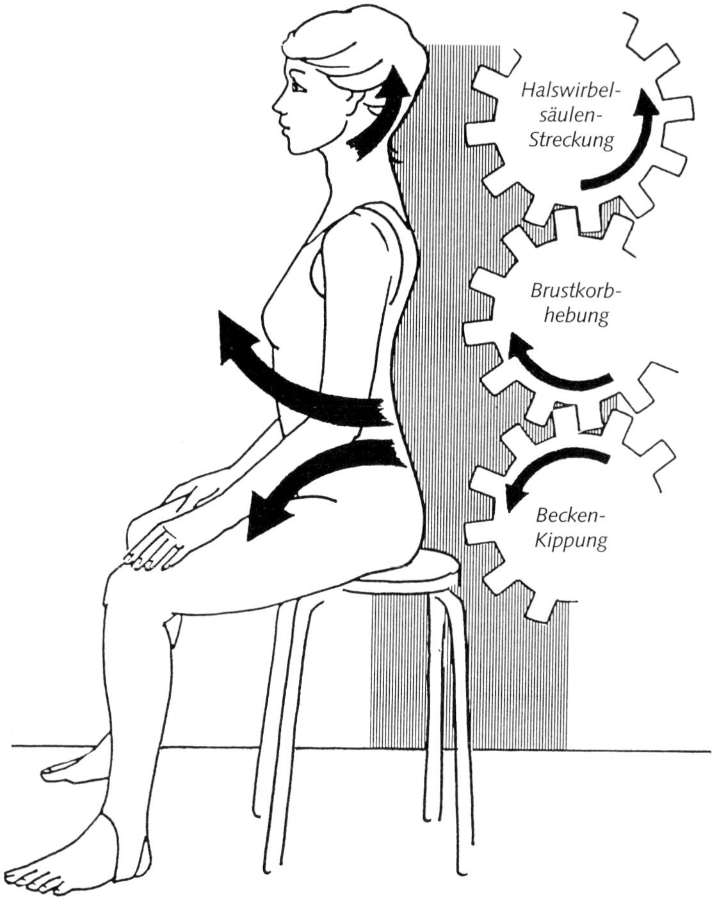

3.4. Das Zahnradmodell

4. Die zehn Grundbausteine der aufrechten Körperhaltung

4

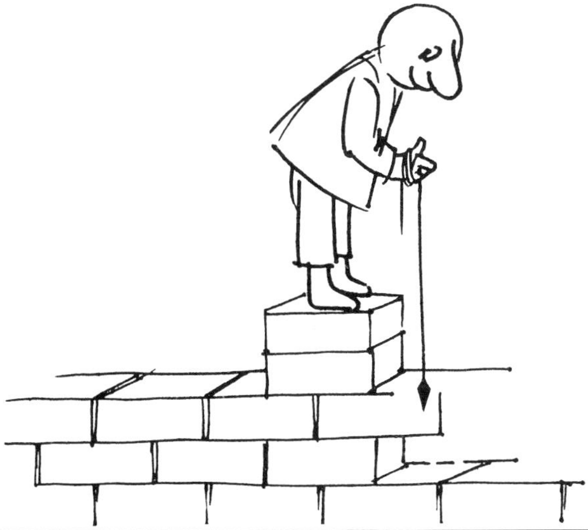

4. Die zehn Grundbausteine der aufrechten Körperhaltung

Im folgenden Kapitel finden Sie die Beschreibung der aufrechten Körperhaltung, aufgegliedert in zehn Grundbausteine.
Die zehn Teilgebiete lassen sich in der Praxis natürlich nicht so klar trennen, wie wir das in diesem Büchlein gemacht haben. Wir haben uns auf unsere Erfahrung in der Behandlung von Patienten gestützt, bei der sich diese Gliederung aus didaktischen Gründen bewährt hat.

Es ist unumgänglich, daß Sie jeden dieser 10 Grundbausteine exakt erarbeiten.
Wenn Sie die Grundkorrekturen richtig verstanden haben, wird es Ihnen möglich sein, jede Bewegung oder Haltung im Alltag richtig durchzuführen.

Zur Erarbeitung der 10 Grundbausteine benötigen Sie folgendes Material:
einen Hocker mit einer harten, horizontalen Sitzfläche
einen Stuhl mit Rückenlehne (z.B. Eßzimmerstuhl)
einen Besenstiel oder etwas Ähnliches

4.1. Die Beckenkippung

Lernziele

Beherrschen der Beckenkippung.
Wahrnehmen der Beckenstellung im Alltag.
Umsetzen der Beckenkippung in den Alltag.

Erklärung

Das Becken bildet das Fundament der Wirbelsäule. Es kann bei einer normal beweglichen Person nach vorne und hinten bewegt werden (Abb.4.1.1 und 4.1.2). Die Vorwärtsbewegung nennen wir *Beckenkippung,* die Rückwärtsbewegung *Beckenaufrichtung.* Wie aus den Abbildungen ersichtlich wird, geht die Beckenkippung mit der aufrechten und die Beckenaufrichtung mit der krummen Körperhaltung einher.
Für eine aufrechte, natürliche Körperhaltung muß das Becken genügend gekippt werden.

Einüben

Im Sitzen (Abb.4.1.3)
Setzen Sie sich auf den Hocker.
Halten Sie die Beine abgespreizt und mit einem stumpfen Winkel im Kniegelenk.
Legen Sie die eine Handfläche unterhalb des Bauchnabels auf den Bauch und die andere auf das Kreuzbein.
Bewegen Sie das Becken so lange rhythmisch vor und zurück, bis Ihnen die Bewegung vertraut ist.

Im Stehen (Abb.4.1.4)
Üben Sie die gleiche Bewegung im Stehen.

Variationen
Handkontakt weglassen.
Verwenden Sie als Hilfsmittel einen Spiegel.

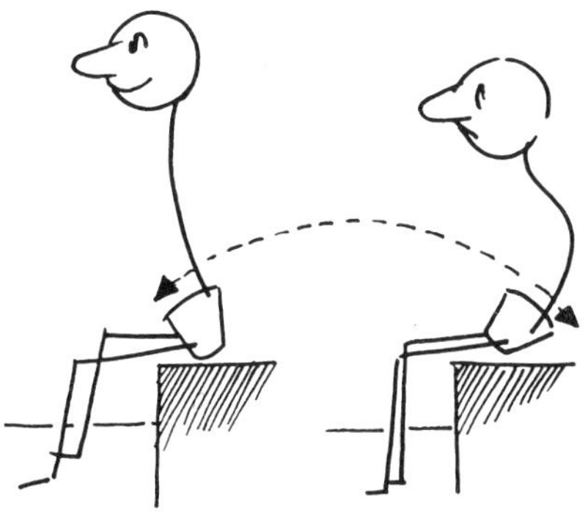

4.1.1. Beckenkippung und Beckenaufrichtung im Sitzen

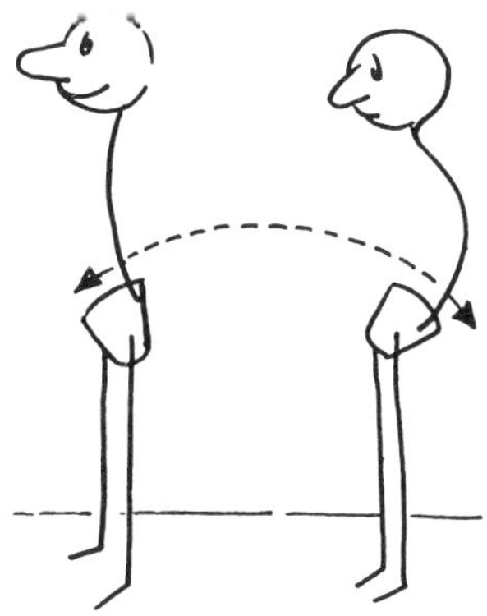

4.1.2. Beckenkippung und Beckenaufrichtung im Stehen

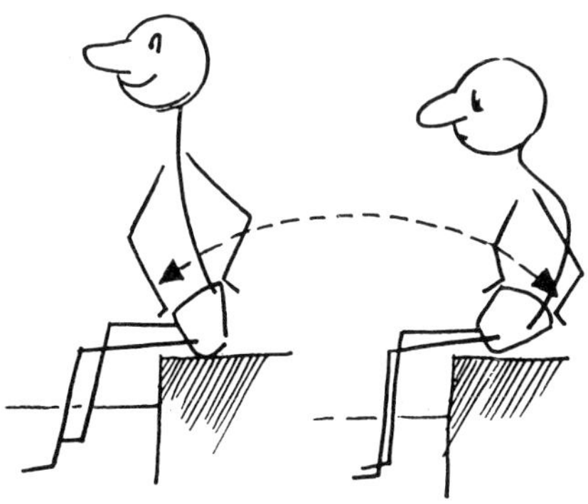

4.1.3. Einüben der Beckenbewegung im Sitzen

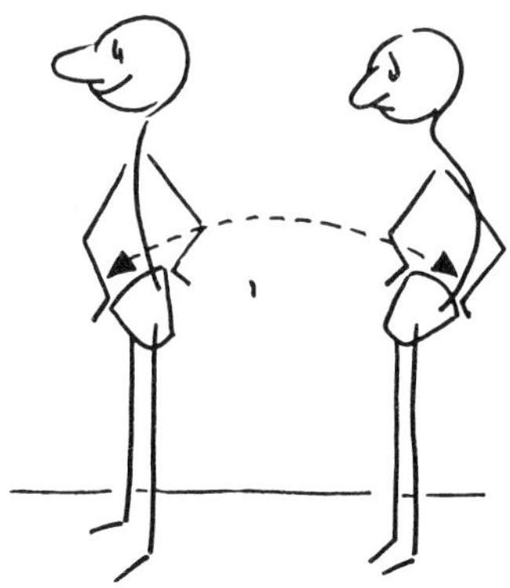

4.1.4. Einüben der Beckenbewegung im Stehen

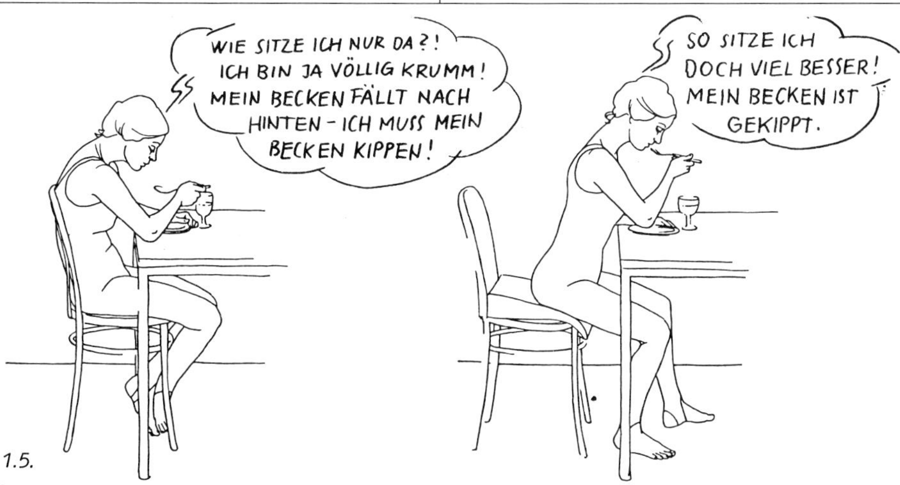
WIE SITZE ICH NUR DA?! ICH BIN JA VÖLLIG KRUMM! MEIN BECKEN FÄLLT NACH HINTEN - ICH MUSS MEIN BECKEN KIPPEN!
SO SITZE ICH DOCH VIEL BESSER! MEIN BECKEN IST GEKIPPT.

4.1.5.

4.2. Die Brustkorbhebung

Lernziele

Beherrschen der Beckenkippung und Brustkorbhebung.
Wahrnehmen der Becken- und Brustkorbstellung im Alltag.
Umsetzen der Beckenkippung und Brustkorbhebung in den Alltag.

Erklärung

Bei der Beckenbewegung können wir beobachten, daß sich der Brustkorb mitbewegt. Bei der Beckenkippung hebt er sich, bei der Beckenaufrichtung senkt er sich. Wie zwei Zahnräder bewegen sich die beiden Körperteile synchron (Abb. 4.2.1 und 4.2.2).

Einüben (Abb. 4.2.3)

Setzen Sie sich auf den Hocker.
Legen Sie die eine Hand unterhalb des Bauchnabels auf den Bauch und die andere auf das Brustbein.
Bewegen Sie das Becken und den Brustkorb so, daß sich Ihre Hände aufeinander zu und voneinander weg bewegen.
Wiederholen Sie die Übung, bis sie Ihnen vertraut ist.

Achtung
Lehnen Sie sich beim Heben des Brustkorbes leicht nach vorne, damit kein Überhang nach hinten entsteht!
Heben Sie den Brustkorb durch Strecken der Wirbelsäule und nicht durch eine forcierte Einatmung!

Variationen
Beim Heben des Brustkorbes hörbar durch den Mund *aus*atmen.
Handkontakt weglassen.
Machen Sie dieselbe Übung im Stehen und Liegen.

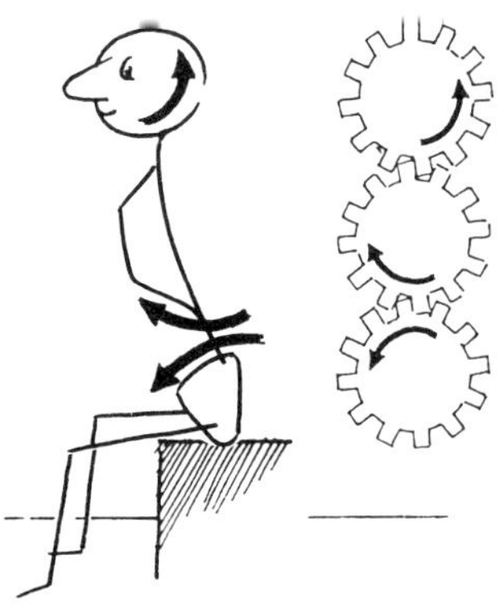

4.3.1. Beckenkippung, Brustkorbhebung und Halswirbelsäulenstreckung

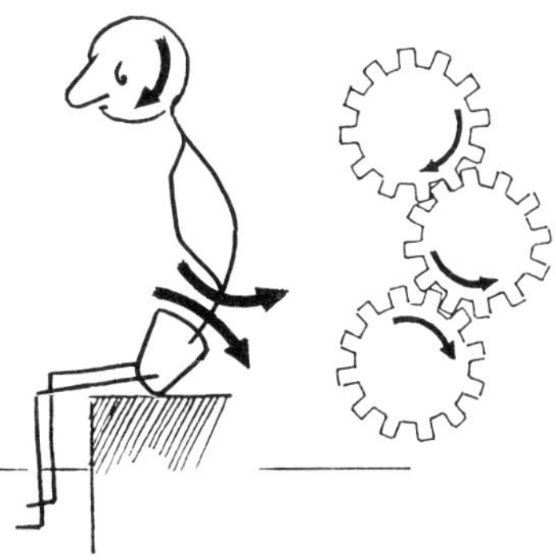

4.3.2. Beckenaufrichtung, Brustkorbsenkung und Halswirbelsäulenfehlstellung

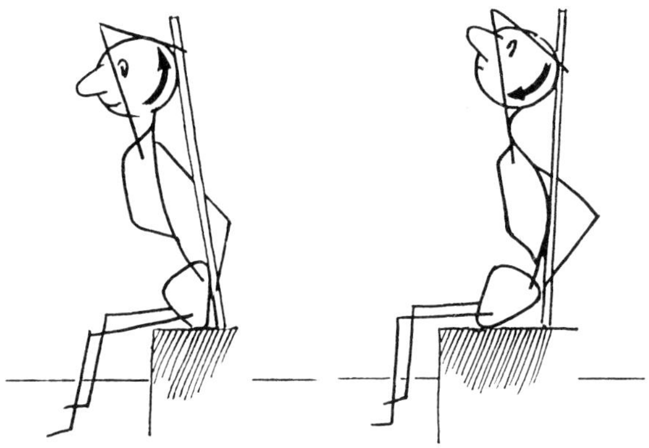

4.3.3. Übung zur Korrektur der Halswirbelsäulen-Kopfstellung im Sitzen

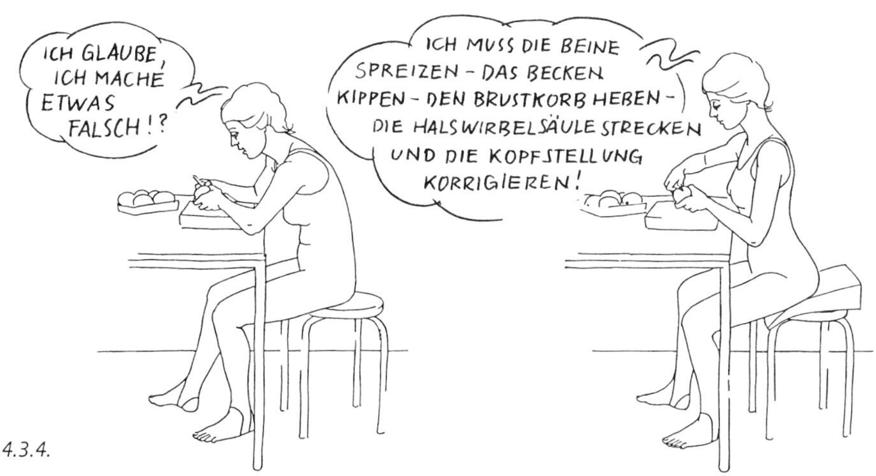
ICH GLAUBE, ICH MACHE ETWAS FALSCH!?
ICH MUSS DIE BEINE SPREIZEN – DAS BECKEN KIPPEN – DEN BRUSTKORB HEBEN – DIE HALSWIRBELSÄULE STRECKEN UND DIE KOPFSTELLUNG KORRIGIEREN!

4.3.4.

4.4. Die Bauchmuskelspannung und die Bauchatmung

Lernziele

Fähigkeit zur Beurteilung der Bauchmuskelspannung.
Erlernen der Bauchatmung in verschiedenen Ausgangsstellungen.

Erklärung

Dem aktuellen Schönheitsideal entspricht ein schlanker Körper. Dazu gehört ein flacher Bauch, der nur durch Anspannen der Bauchmuskulatur erreicht werden kann (wenn überhaupt). Das Anspannen der Bauchmuskulatur zieht den Körper in die krumme Haltung (Abb. 4.4.1a) oder erschwert die Einnahme der aufrechten Körperhaltung (Abb. 4.4.1b). Außerdem wird zusätzlich die Bauchatmung behindert, so daß die Brustkorbatmung einsetzen muß. Dadurch wird die Muskulatur der Halswirbelsäule überlastet.

Erst wenn Sie die Bauchmuskulatur bewußt entspannen, können Sie die aufrechte Körperhaltung mühelos einnehmen!

Einüben

Im Liegen (Abb. 4.4.2)
Legen Sie sich mit einem Kissen im Kreuz flach auf den Rücken.
Legen Sie eine Hand auf den Bauch und eine auf den Brustkorb.
Atmen Sie normal weiter und versuchen Sie zu spüren, wo Ihre Atembewegung stattfindet: mehr im Bauch oder mehr im Brustkorb.
Beeinflussen Sie Ihre Atmung so, daß Sie die ganze Atembewegung im Brustkorb spüren.
Verändern Sie Ihre Atmung so, daß Sie die ganze Bewegung im Bauch spüren: So sollte Ihre normale Ruheatmung im Alltag aussehen.

Im Sitzen (Abb. 4.4.3)
Wiederholen Sie die erste Übung im Sitzen.

Im Stehen (Abb. 4.4.4)
Wiederholen Sie die erste Übung im Stehen.

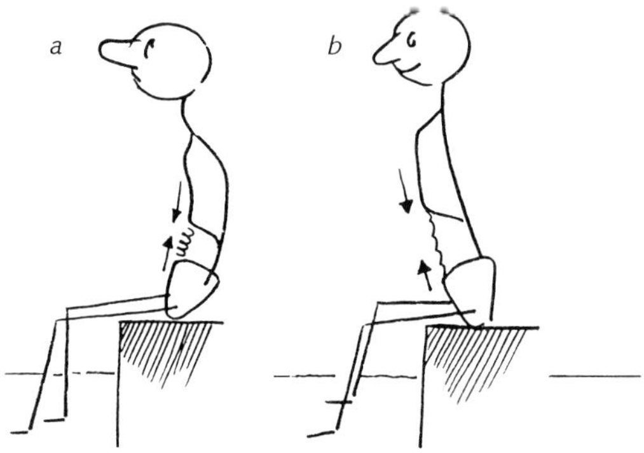

4.4.1. Angespannte Bauchmuskeln …
a) ziehen den Körper in die krumme Haltung,
b) erschweren die Einnahme der aufrechten Körperhaltung

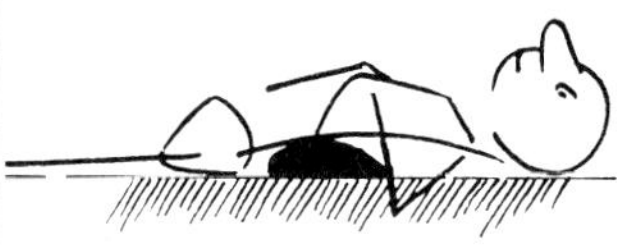

4.4.2. Bewußtwerden der Bauch- und Brustkorbatmung im Liegen

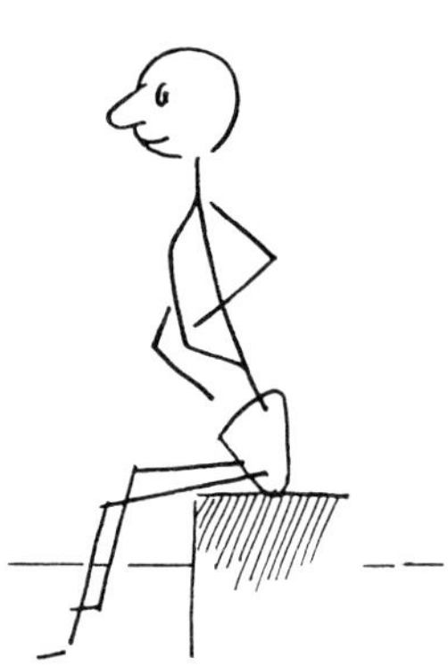

4.4.3. Bewußtwerden der Bauch- und Brustkorbatmung im Sitzen

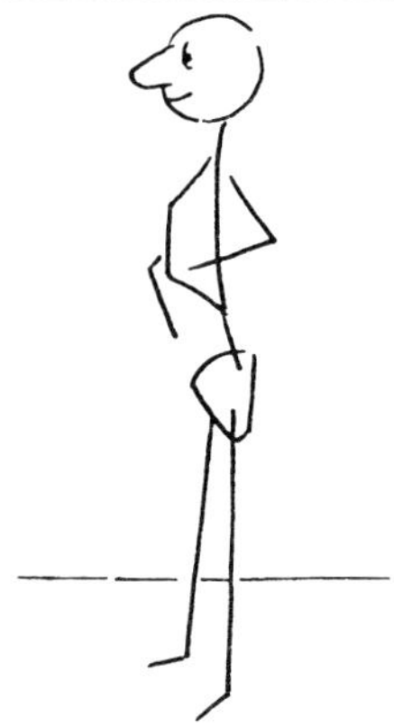

4.4.4. Bewußtwerden der Bauch- und Brustkorbatmung im Stehen

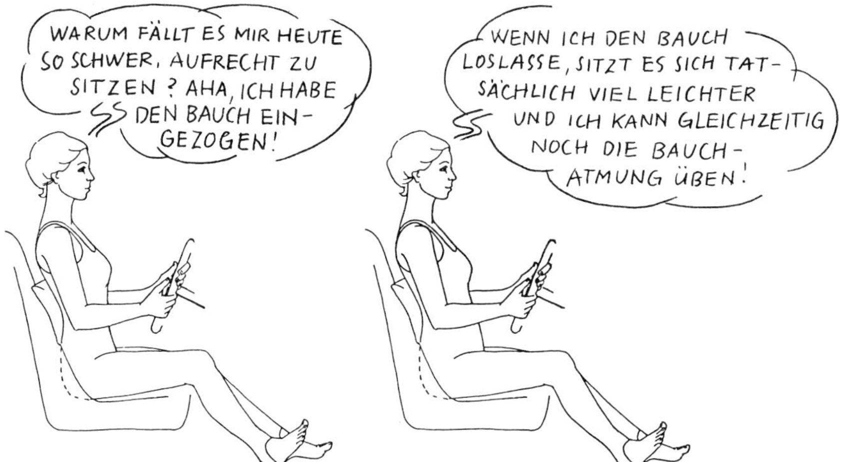
WARUM FÄLLT ES MIR HEUTE SO SCHWER, AUFRECHT ZU SITZEN ? AHA, ICH HABE DEN BAUCH EINGEZOGEN!
WENN ICH DEN BAUCH LOSLASSE, SITZT ES SICH TATSÄCHLICH VIEL LEICHTER UND ICH KANN GLEICHZEITIG NOCH DIE BAUCHATMUNG ÜBEN!

4.4.5.

4.5. Die Dynamik des Rumpfes

Lernziel

Beherrschen der Dynamik des Rumpfes.

Erklärung

Sie haben bis jetzt gelernt, Ihre Haltung auf dem Hocker, im Stehen und im Liegen zu korrigieren. Um im Alltag die Wirbelsäule nicht zu beugen, ist es nötig, daß Sie sich mit gestrecktem Rumpf in den Hüftgelenken vor- und zurückneigen (Abb. 4.5.1 und 4.5.2). Die Bewegung des Rumpfes ist dann mit der Bewegung vergleichbar, die ein Stehaufmännchen beim Anstoßen ausführt (Abb. 4.5.3).

Einüben

Im Sitzen (Abb. 4.5.4)
Setzen Sie sich aufrecht und ohne anzulehnen auf einen Stuhl mit Lehne (z. B. Eßzimmerstuhl).
Neigen Sie Ihren Rumpf nach vorne, ohne ihn zu beugen, bis Sie Ihre Ellenbogen auf den Oberschenkeln abstützen können.
Kommen Sie zurück in die Ausgangsstellung.
Lehnen Sie sich an die Stuhllehne und halten Sie dabei den Rumpf gestreckt.
Bewegen Sie nun Ihren Rumpf so lange korrekt nach vorne und hinten, bis Ihnen die Bewegung vertraut ist.

Da es schwierig ist, diese Bewegungen selbst zu kontrollieren, empfehlen wir Ihnen *Kontrollhilfen:*
Setzen Sie sich während der Übung seitlich vor einen Spiegel und beobachten Sie Ihren Rücken.
Binden Sie sich eine Schnur um den Hals und befestigen Sie das freie Ende mit einer Wäscheklammer so am Hosenbund, daß die Schnur gespannt ist, wenn Sie aufrecht sitzen.
Versuchen Sie, während der Übung die Schnur gespannt zu halten.

Im Stehen (Abb. 4.5.5)
Stellen Sie sich aufrecht vor einen Tisch.
Neigen Sie sich so weit nach vorne, bis Ihre Unterarme die Tischplatte berühren. Damit Sie den Rumpf gestreckt halten können, müssen Sie Ihre Knie leicht beugen.

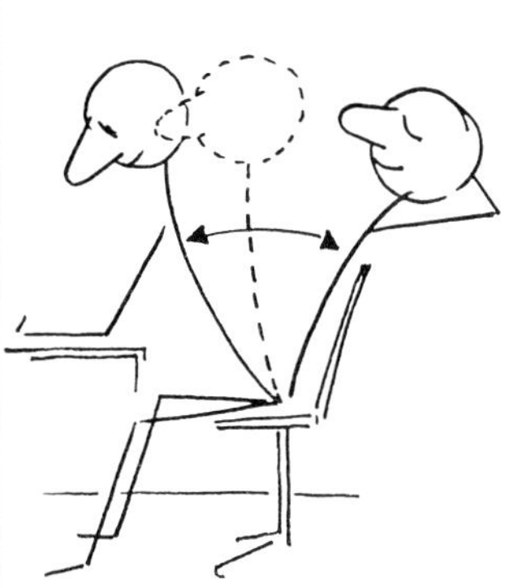

4.5.1. Rumpfdynamik im Sitzen

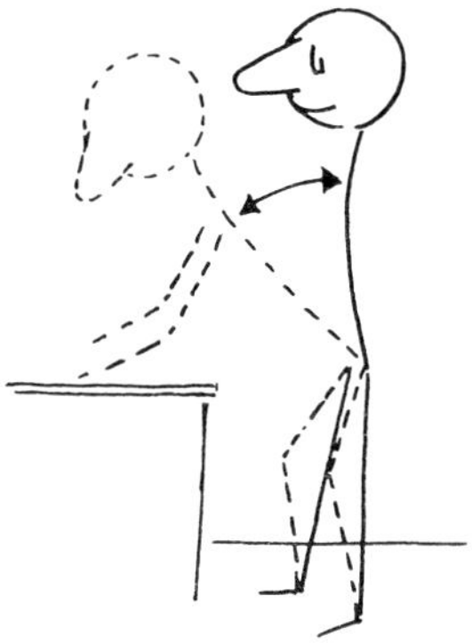

4.5.2. Rumpfdynamik im Stehen

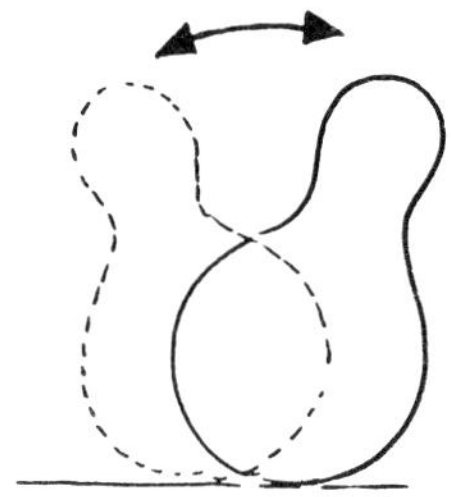

4.5.3. Stehaufmännchen

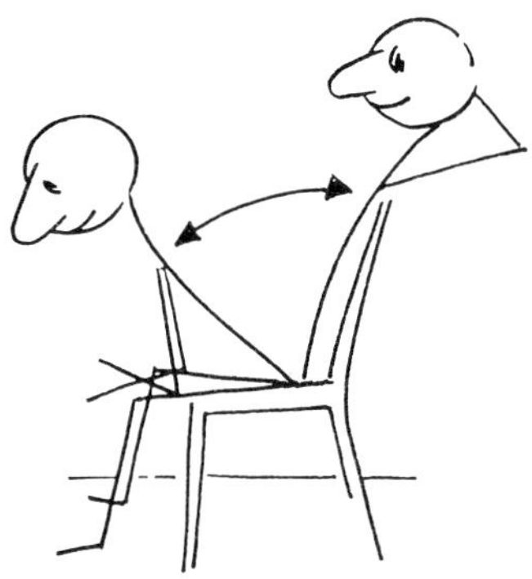

4.5.4. Einüben der Rumpfdynamik im Sitzen

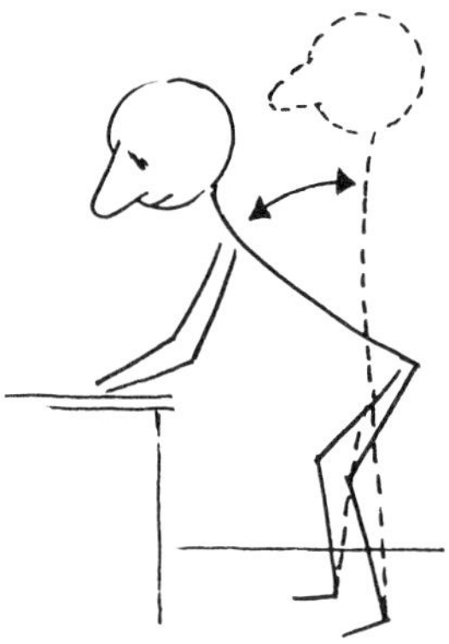

4.5.5. Einüben der Rumpfdynamik im Stehen

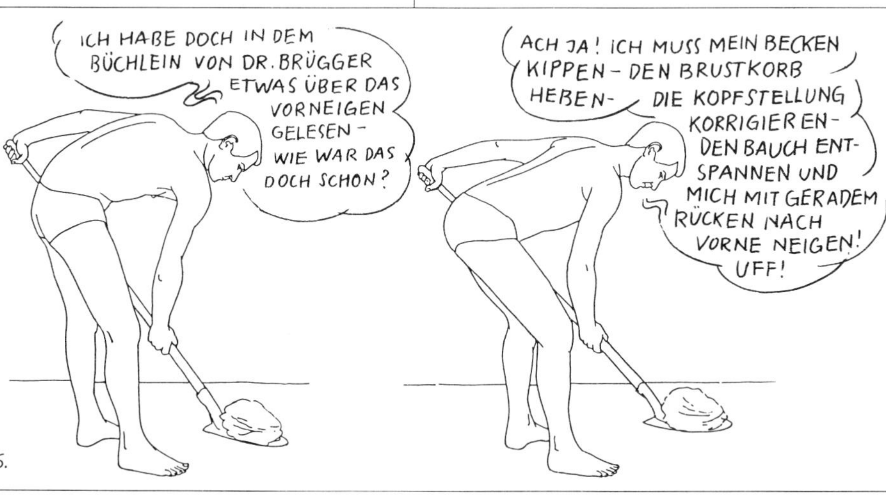
ICH HABE DOCH IN DEM BÜCHLEIN VON DR. BRÜGGER ETWAS ÜBER DAS VORNEIGEN GELESEN - WIE WAR DAS DOCH SCHON?
ACH JA! ICH MUSS MEIN BECKEN KIPPEN - DEN BRUSTKORB HEBEN - DIE KOPFSTELLUNG KORRIGIEREN - DEN BAUCH ENTSPANNEN UND MICH MIT GERADEM RÜCKEN NACH VORNE NEIGEN! UFF!

4.5.6.

4.6. Die Beinachsen

Lernziele

Wahrnehmen der Beinachsen.
Erlernen der korrekten Beinstellung.
Übertragung des Gelernten auf die Bewegungen des Alltags.

Erklärung

Die Stellung der Beine ist für die Belastung der Hüft-, Knie- und Fußgelenke von großer Bedeutung.
Um das Hüftgelenk optimal zu belasten, müssen wir die Oberschenkel umso mehr abspreizen, je mehr wir das Hüftgelenk beugen. In der Streckstellung (Stehen, Liegen) müssen die Beine leicht gespreizt und nach außen gedreht werden.
Für die optimale Belastung der gebeugten Knie- und Fußgelenke müssen die Oberschenkel-Unterschenkel- und Fußlängsachsen in einer Ebene liegen (Abb. 4.6.1 und 4.6.2). Weicht der Fuß bei gebeugtem Knie nach außen oder innen ab, führt dies zu einer Fehlbelastung der Hüft-, Knie- und Fußgelenke (Abb. 4.6.3).

Einüben (Abb. 4.6.4; siehe auch Kapitel 8, S.76)

Setzen Sie sich auf den Hocker mit spitzem Winkel im Kniegelenk.
Neigen Sie Ihren Oberkörper so weit nach vorne, bis sich Ihr Gesäß leicht von der Sitzfläche abhebt. Setzen Sie sich wieder.
Achten Sie bei der Gewichtsverlagerung darauf, daß Sie Ihre Beinstellung nicht verändern!
Sobald Ihnen diese Bewegung vertraut ist, können Sie damit das Aufstehen einleiten.
Beim Absitzen läuft der gleiche Bewegungsablauf in umgekehrter Reihenfolge ab.
Wiederholen Sie das Aufstehen und Absitzen, bis es Ihnen vertraut ist.

Achtung
Achten Sie während des ganzen Bewegungsablaufes (auch beim Absitzen!) auf die korrekte Stellung der Beine!
Vergessen Sie nicht, den Oberkörper aufrecht zu halten!

Die Beinachsen im Alltag

Achten Sie in Ihrem Alltag auf Situationen, in denen Sie Ihre Beinachsen korrigieren müssen: beim Treppensteigen, Aufstehen und Absitzen, Bücken usw.

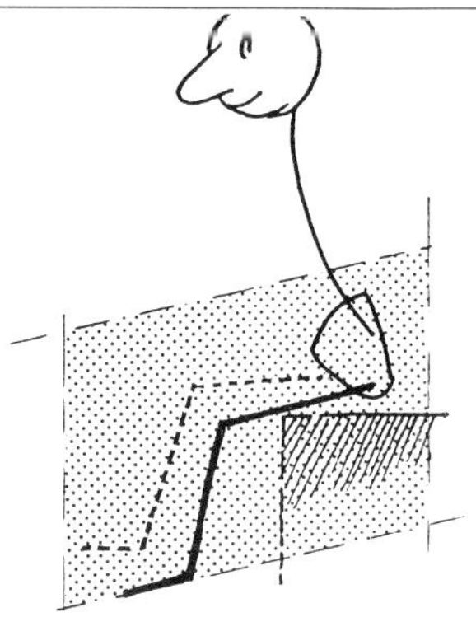

4.6.1. Ober-, Unterschenkel und Fuß liegen in einer Ebene

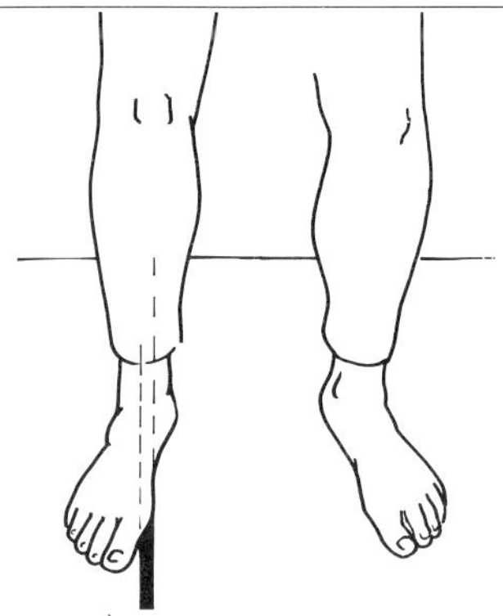

4.6.2. Korrekte Beinachsen im Sitzen (die Oberschenkel sind leicht gespreizt, der Fuß leicht auswärts gedreht)

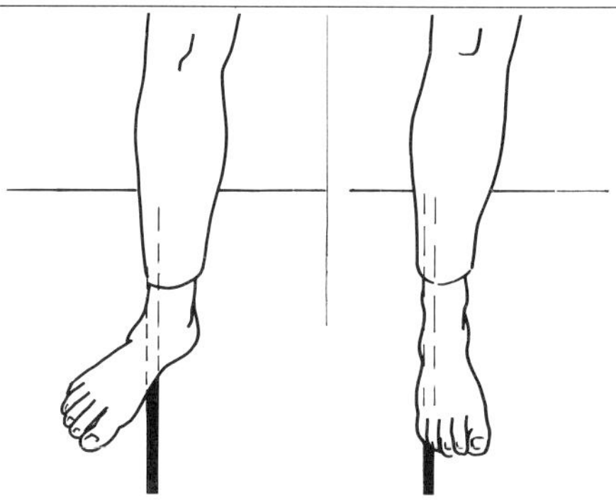

4.6.3. Fehlstellung der Beinachsen beim Sitzen: Oben zu stark auswärts gedrehte Füße (dies führt zur Außenkantenbelastung des Fußes, ähnlich wie beim Klumpfuß)

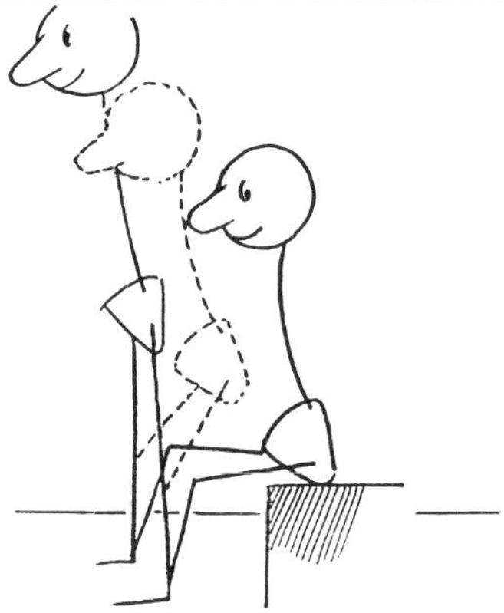

4.6.4. Beinachsentraining beim Aufstehen und Absitzen

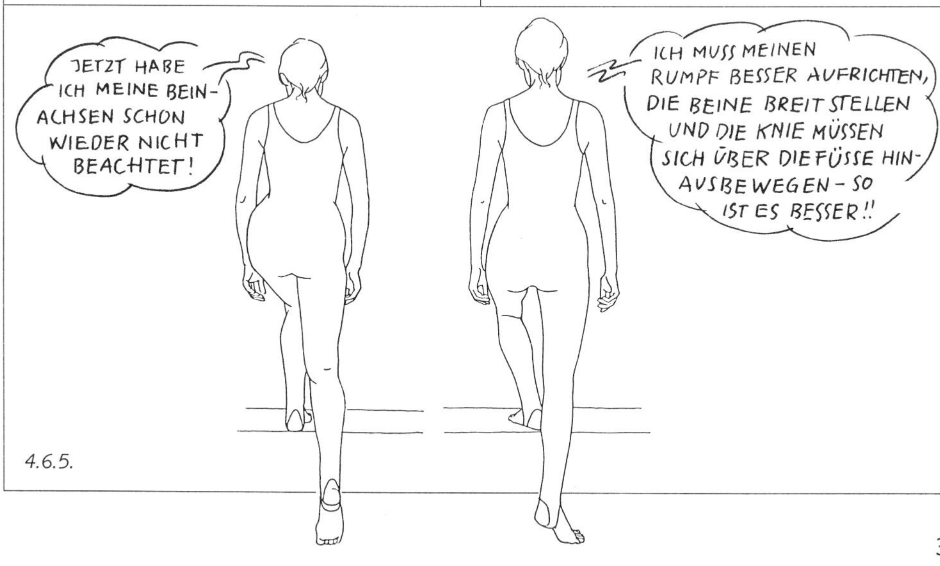

JETZT HABE ICH MEINE BEIN-ACHSEN SCHON WIEDER NICHT BEACHTET!
ICH MUSS MEINEN RUMPF BESSER AUFRICHTEN, DIE BEINE BREIT STELLEN UND DIE KNIE MÜSSEN SICH ÜBER DIE FÜSSE HIN-AUSBEWEGEN – SO IST ES BESSER!!

4.6.5.

4.7. Der Bewegungssektor des Rumpfes

Lernziele

Wahrnehmen des Bewegungssektors.
Erlernen von kontrollierten Rumpfbewegungen innerhalb des Bewegungssektors.
Dynamisches Anpassen des Bewegungssektors an wechselnde Alltagssituationen.

Erklärung

Wenn wir sitzen, begrenzen die abgespreizten Beine einen Sektor (Abb.4.7.1). Errichten wir senkrecht auf den Sektorgrenzen zwei Ebenen, so erhalten wir einen Raum, wie er in Abb. 4.7.2 dargestellt ist. Er bildet den Bewegungssektor des Rumpfes. Rumpfbewegungen außerhalb des Sektors wirken sich ungünstig auf die Wirbelsäule aus!
Sobald Bewegungen außerhalb des Sektors ausgeführt werden müssen, ist es nötig, die Grundstellung des Beckens und der Beine zu verändern (Abb. 4.7.4). Das bedeutet, daß bei dynamischen Arbeiten der Sektor ständig neu eingestellt werden muß.
Beim Stehen begrenzen die Verlängerungslinien der Fußlängsachsen den Sektor (Abb. 4.7.3).

Einüben

Bewegen innerhalb des Beinsektors (Abb. 4.7.4)
Setzen Sie sich aufrecht an einen Tisch, auf dem Sie den Bewegungssektor des Rumpfes mit zwei Linealen, Schnüren o.ä. markiert haben.
Neigen Sie Ihren Rumpf nach vorne und zurück, wie Sie es schon im Abschnitt 4.5 gelernt haben. Dabei achten Sie darauf, daß Sie den ganzen Sektor ausnützen: neigen Sie Ihren Oberkörper einmal mehr nach rechts, dann mehr nach links, ohne dabei den Sektor zu verlassen.

Anpassen des Beinsektors (Abb. 4.7.5)
Stellen Sie sich folgendes vor:
Sie sitzen an einem Schreibtisch und wollen der untersten Schublade des rechten Corpus ein Schriftstück entnehmen. Da sich die betreffende Schublade außerhalb des Sektors befindet, müssen Sie Ihre Grundstellung verändern:
Schieben Sie den Stuhl etwas zurück und drehen Sie Becken und Beine so weit nach rechts, bis sich die Schublade innerhalb des neuen Sektors befindet. Neigen Sie Ihren Oberkörper nach vorne, bis Sie das Schriftstück bequem erreichen können und wenden Sie sich anschließend wieder dem Schreibtisch zu.
Üben Sie diesen Bewegungsablauf so lange, bis er Ihnen vertraut ist.

Achtung
Vergessen Sie die Korrekturen nicht, die bis jetzt besprochen worden sind!

Der Bewegungssektor im Alltag (Abb. 4.7.6)

Achten Sie in Ihrem Alltag auf Situationen, in denen Sie den Sektor beachten müssen: Arbeiten in der Küche, im Büro, beim Bücken usw.

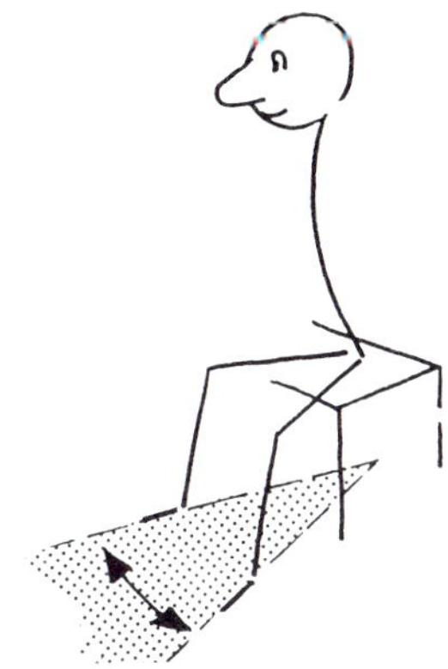

4.7.1. Darstellung des Beinsektors auf dem Boden

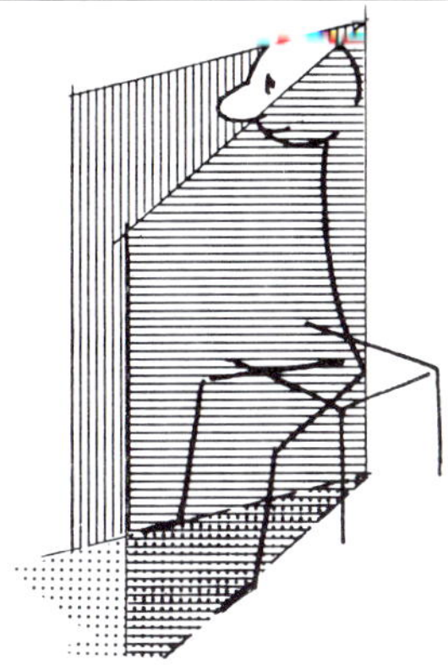

4.7.2. Darstellung des Beinsektors im Raum

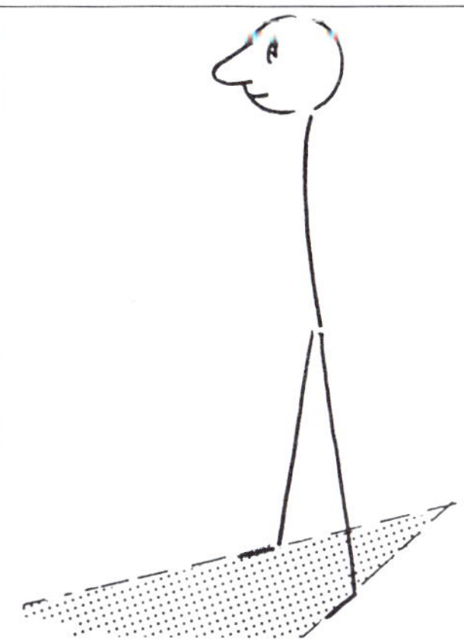

4.7.3. Beinsektor im Stehen

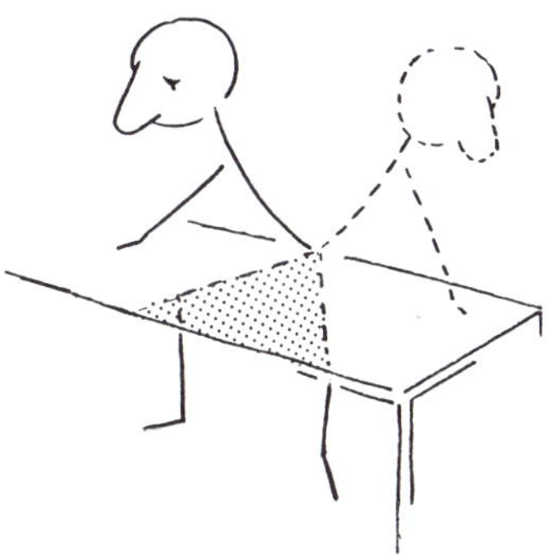

4.7.4. Einüben der Rumpfbewegung innerhalb des Beinsektors

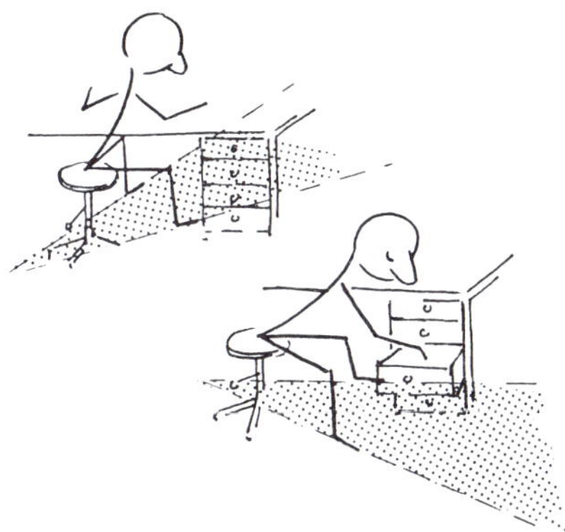

4.7.5. Übung zur Anpassung des Beinsektors

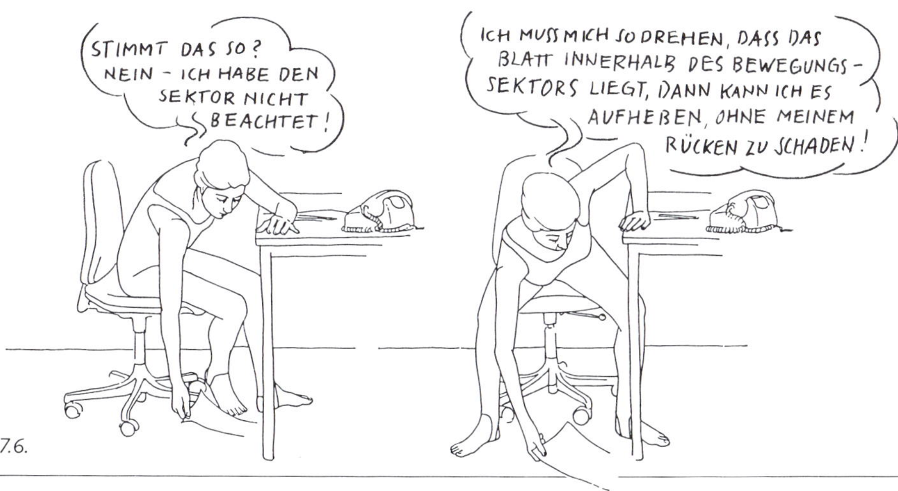
STIMMT DAS SO? NEIN – ICH HABE DEN SEKTOR NICHT BEACHTET!
ICH MUSS MICH SO DREHEN, DASS DAS BLATT INNERHALB DES BEWEGUNGS-SEKTORS LIEGT, DANN KANN ICH ES AUFHEBEN, OHNE MEINEM RÜCKEN ZU SCHADEN!

4.7.6.

4.8. Die Schultergürtelkontrolle

Lernziele

Schulung der Wahrnehmung der Schultergürtelstellung.
Kontrolle der Schultergürtelstellung bei Armbewegungen im Alltag.

Erklärung

Der Schultergürtel besteht aus dem Schlüsselbein und dem Schulterblatt (Abb. 4.8.1). Die beiden Teile sind mit einem Gelenk verbunden. Der Arm hängt mit seinem Gewicht am Schultergürtel.
Ähnlich wie der Reiter auf dem Pferd, sitzt der Schultergürtel in der aufrechten Körperhaltung auf dem Brustkorb (Abb. 4.8.2). Das Gewicht der Schultern und Arme wird über das Schulterblatt und Schlüsselbein gleichmäßig auf den Rumpf übertragen.
Werden die Schultern in Richtung der Ohren hochgezogen, so würde in diesem Vergleich der Reiter aus dem Sattel gehoben. Auch der Schultergürtel verliert seine Auflagefläche auf dem Brustkorb und wird hochgehoben. Er hängt nun an der zierlich gebauten Halswirbelsäule und am Kopf und beschwert sie mit dem gesamten Gewicht der Schultern und Arme. So wird die Nackenregion unnötig überlastet.
Wenn die Arme seitlich am Körper hängen und der Brustkorb aufgerichtet ist, sitzt der Schultergürtel automatisch richtig. Sobald die Arme zum Greifen oder Stützen eingesetzt werden, müssen die Schultern aktiv nach unten fixiert werden.

Einüben

Schulung des Körpergefühls für die Stellung des Schultergürtels (Abb. 4.8.3):
Setzen Sie sich aufrecht, mit seitlich herabhängenden Armen auf den Hocker.
Heben Sie beide Schultern und bewegen Sie sie in Richtung Ihrer Ohren.
Lösen Sie Ihre Schultern und fühlen Sie, wie sie sich senken, bis sie entspannt auf Ihrem Brustkorb aufliegen.
Wiederholen Sie diese Bewegung so lange, bis Sie jederzeit und genau spüren, in welcher Stellung sich Ihre Schultern befinden.

Veränderung der Schulterstellung mit der Aufrichtung des Körpers (Abb.4.8.4)
Setzen Sie sich vor einen Spiegel und lassen Sie sich zusammensinken.
Spüren und beobachten Sie im Spiegel die Stellung Ihrer Schultern: sie hängen nach vorne unten.
Richten Sie sich langsam auf, wobei Sie die Schultern locker lassen.
Spüren und beobachten Sie während der Bewegung die Veränderung der Schulterstellung: Die Schultern legen sich locker und ohne Anstrengung auf den Brustkorb.
Wiederholen Sie die Übung so lange, bis Sie die Veränderung der Schulterstellung auch ohne Blickkontrolle im Spiegel spüren.

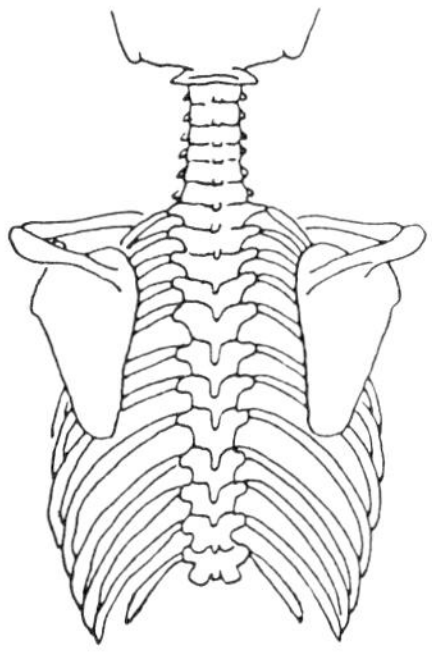

4.8.1. Schultergürtel und Brustkorb

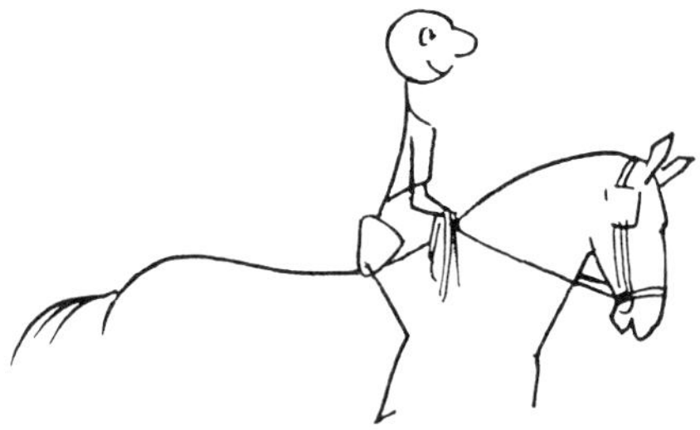

4.8.2. Reiter und Pferd

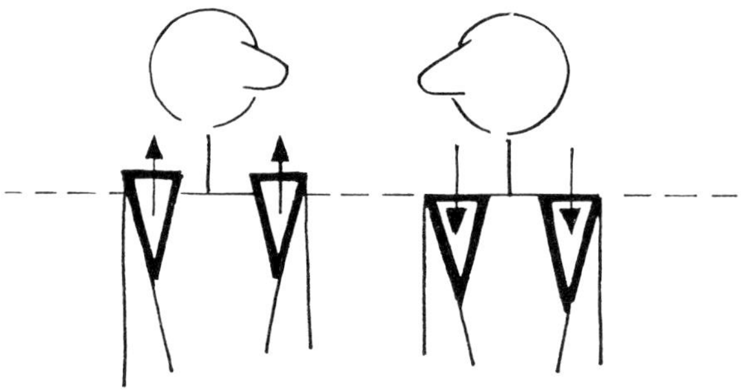

4.8.3. Schulung des Körpergefühls für die Stellung des Schultergürtels

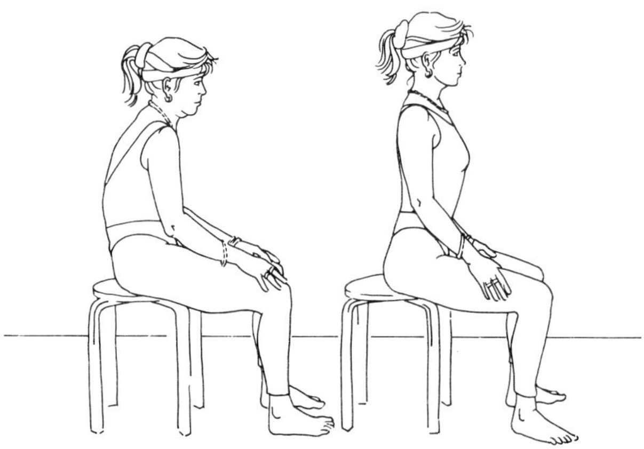

4.8.4. Stellung der Schultern in der krummen und aufrechten Körperhaltung

Fixation des Schultergürtels bei aufgestützten Unterarmen (Abb.4.8.5)

Fixieren Sie Ihren Schultergürtel während der folgenden Bewegungen, indem Sie vor und während jeder Übung beide Schultern leicht nach unten ziehen. Stellen Sie sich vor, ein Rucksack zöge mit seinem Gewicht Ihre Schultern nach unten.
Setzen Sie sich aufrecht und mit seitlich herabhängenden Armen an einen Tisch.
Fixieren Sie den Schultergürtel wie oben beschrieben und stützen Sie sich mit den Ellbogen auf den Tisch.
Bleiben Sie für zehn Sekunden in dieser Stellung.
Nehmen Sie die Arme vom Tisch und setzen Sie sich wieder frei hin.
Wiederholen Sie diese Übung.

Armbewegungen mit fixiertem Schultergürtel (Abb.4.8.6)

Setzen Sie sich aufrecht auf einen Hocker.
Greifen Sie mit einem Arm nach vorne unten, dann gerade nach vorn und zuletzt nach vorne oben.
Achten Sie darauf, daß Sie während des gesamten Bewegungsablaufes den Schultergürtel fixieren! Ihre Schultern dürfen sich nicht nach vorne oder oben mitbewegen!
Wiederholen Sie die Übung.
Machen Sie die gleiche Übung mit beiden Armen.

Achtung
Beachten Sie, daß Sie für die Fixation der Schultern nur wenig Kraft benötigen!
Ziehen Sie Ihre Schulterblätter nicht zusammen!
Kontrolle: Es darf keine Hautfalte am Rücken entstehen, wenn Sie die Schultern nach unten fixieren.

Der Schultergürtel im Alltag (Abb.4.8.7)

Greifen Sie aus Ihrem Tagesablauf bestimmte Tätigkeiten heraus, während derer Sie Ihre Schultern beobachten und korrigieren:
Kaffee kochen, Abwaschen, Telefonieren, Schreiben, Zähne putzen usw.

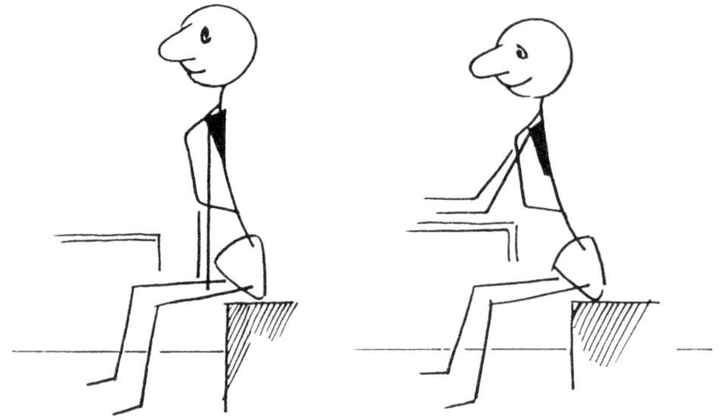

4.8.5. Einüben der Fixation des Schultergürtels

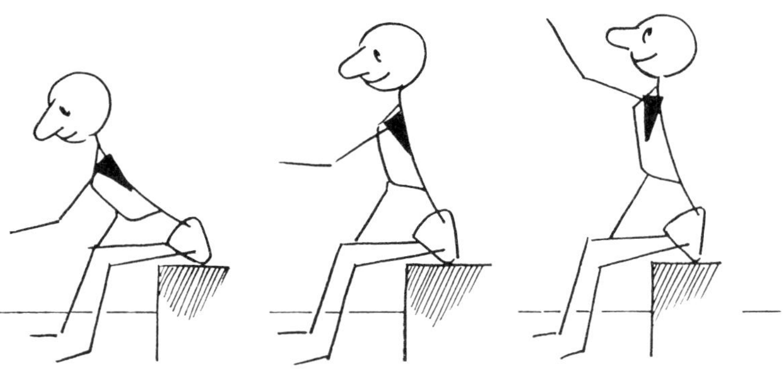

4.8.6. Armbewegung mit fixiertem Schultergürtel

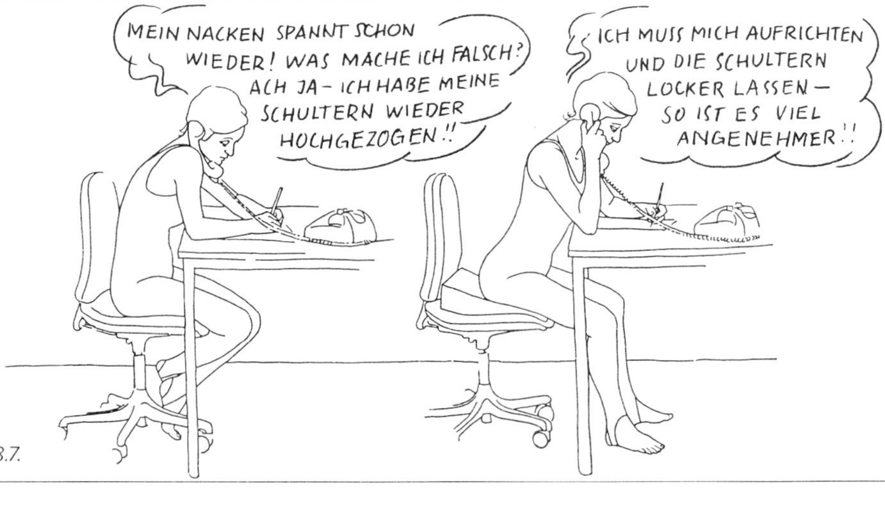
MEIN NACKEN SPANNT SCHON WIEDER! WAS MACHE ICH FALSCH? ACH JA – ICH HABE MEINE SCHULTERN WIEDER HOCHGEZOGEN!!
ICH MUSS MICH AUFRICHTEN UND DIE SCHULTERN LOCKER LASSEN – SO IST ES VIEL ANGENEHMER!!

4.8.7.

4.9. Das Bücken und Heben

Lernziel

Beherrschen des richtigen Bückens.

Erklärung

Beim Bücken müssen die gleichen Grundkorrekturen ausgeführt werden können wie beim Sitzen und Stehen. Um das Becken genügend kippen und den Brustkorb heben zu können, muß das Gesäß beim Bücken relativ weit oben gehalten werden. Dadurch ergibt sich eine nahezu horizontale Lage des Rückens im Raum (Abb. 4.9.1). Um diese Bücktechnik ausführen zu können, müssen die Hüftgelenke frei beweglich sein.

Einüben

Einüben der Becken- und Brustkorbbewegung in gebückter Stellung (Abb. 4.9.2)
Stellen Sie sich breitbeinig vor den Hocker und stützen Sie sich mit den Händen auf die Sitzfläche (Schulterfixation!).
Richten Sie das Becken auf und senken Sie den Brustkorb, bis Ihr Rücken einen Buckel formt.
Kippen Sie das Becken und heben Sie den Brustkorb, bis Ihr Rücken hohl wird.
Wiederholen Sie die Übung, bis sie Ihnen vertraut ist.

Einüben des richtigen Bückens (Abb. 4.9.3)
Stehen Sie aufrecht mit leicht gespreizten Beinen und leicht auswärts gedrehten Füßen. Beugen Sie gleichzeitig Knie- und Hüftgelenke, so daß sich Ihr Rumpf nach vorne neigt. Beugen Sie Ihre Knie nur so weit, daß keine Spannung auf der Rückseite der Oberschenkel entsteht und daß das Gesäß oben bleibt. Kontrollieren Sie in der gebückten Stellung, ob
Ihre Beinachsen korrekt eingestellt sind (siehe 4.6.2),
Ihr Becken genügend gekippt (siehe 4.6.4),
Ihr Brustkorb gehoben (siehe 4.2.1),
Ihr Bauch entspannt ist (siehe 4.4.1) und
Ihre Schultern nicht hochgezogen sind (siehe 4.8.3).
Richten Sie sich wieder auf, indem Sie mit dem Brustbein die Bewegung nach vorne oben einleiten.

Hochheben eines Gegenstandes (Abb. 4.9.3)
Stellen Sie sich vor den Hocker und bücken Sie sich in der oben beschriebenen Weise, bis Sie ihn mit den Händen fassen können. Ziehen Sie nun die Schulterblätter nach unten, um den Schultergürtel zu fixieren (siehe auch 4.8.3 und 4.8.5). Richten Sie sich mit dem Hocker in den Händen wieder auf und achten Sie darauf, daß Sie Ihr Brustbein nach vorne oben strecken.

Varianten
Üben Sie mit einem Gegenstand, nach dem Sie sich tiefer bücken müssen (z. B. mit einem Buch). Üben Sie mit Blickkontrolle im Spiegel.

Das Bücken im Alltag (Abb. 4.9.4)

Neben der oben beschriebenen Bückweise gibt es noch Varianten des Bückens, die die Einnahme der aufrechten Körperhaltung auch ermöglichen: siehe Kapitel 8, S. 68 f.

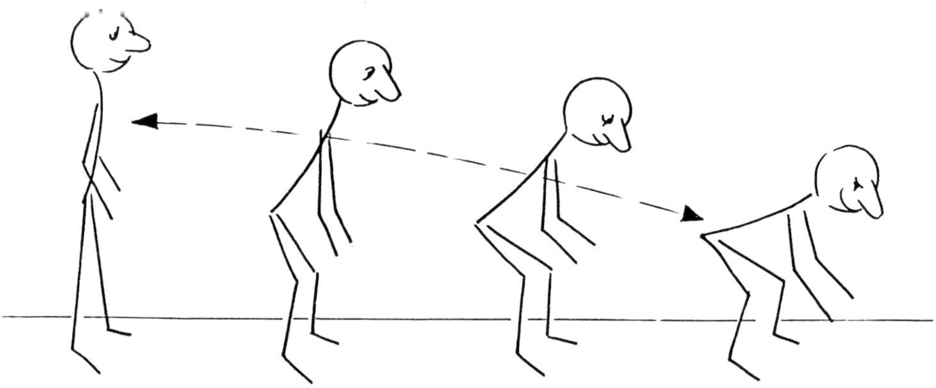

4.9.1. Korrektes Bücken

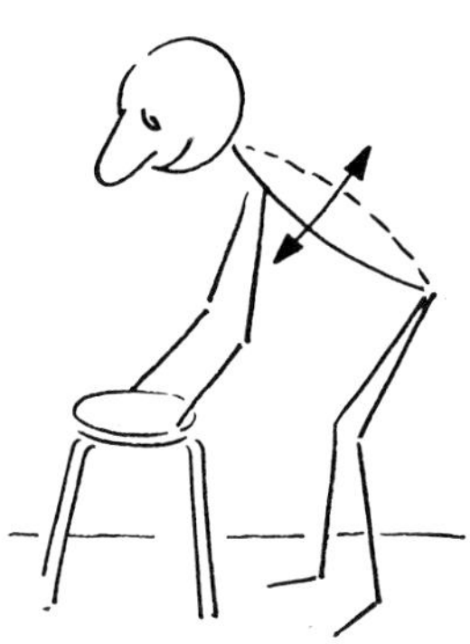

4.9.2. Einüben der Becken- und Brustkorbbewegung in gebückter Stellung

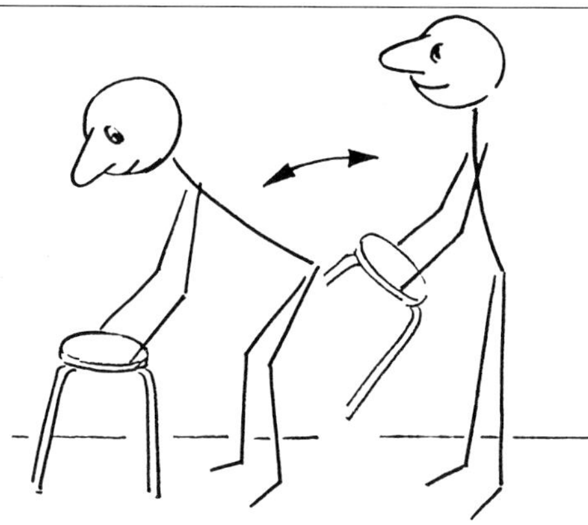

4.9.3. Hochheben eines Gegenstandes

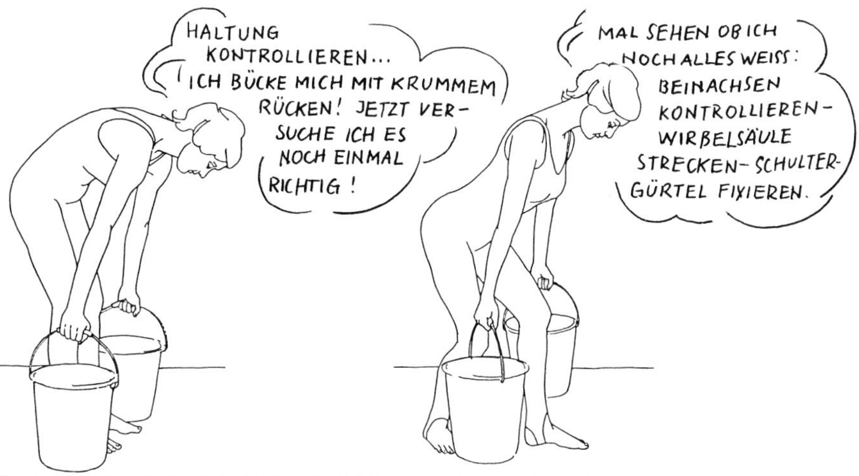
HALTUNG
KONTROLLIEREN...
ICH BÜCKE MICH MIT KRUMMEM
RÜCKEN! JETZT VER-
SUCHE ICH ES
NOCH EINMAL
RICHTIG!
MAL SEHEN OB ICH
NOCH ALLES WEISS:
BEINACHSEN
KONTROLLIEREN-
WIRBELSÄULE
STRECKEN- SCHULTER-
GÜRTEL FIXIEREN.

4.9.4.

4.10. Das Stehen und Gehen

Lernziele

Erkennen einer falschen Vorfuß- und Fersenbelastung.
Erlernen des richtigen Stehens und Gehens.

Erklärung

Beim Stehen und Gehen gilt es neben den schon besprochenen Grundkorrekturen speziell die Belastung und Stellung der Beine und Füße zu beachten.
Beim Stehen muß das Körpergewicht gleichmäßig auf den Füßen verteilt sein (Abb.4.10.1).
Die Füße müssen – wie auch beim Gehen – leicht nach außen gedreht sein (Abb. 4.10.2).
Die Korrektur im Stehen wird vor allem durch das Anheben des Brustkorbes eingeleitet. Aus dieser Bewegung ergibt sich automatisch die optimale Beckenkippung. Beim Gehen ist die korrekte Abrollbewegung der Füße und die Beachtung der Beinachsen wichtig.

Einüben

Gleichmäßige Gewichtsverteilung auf den Füßen (Abb. 4.10.3)
Stellen Sie sich mit leicht auswärts gedrehten Füßen hin.
Verlagern Sie Ihr Gewicht nach vorne, so daß Sie nur noch den vorderen Teil der Füße belasten (Vorfußbelastung: Abb. 4.10.1a).
Verlagern Sie Ihr Gewicht nach hinten, so daß Sie nur noch die Fersen belasten (Fersenbelastung: Abb. 4.10.1c).
Verteilen Sie Ihr Gewicht so, daß Sie die Füße gleichmäßig belasten.

*Die Grundkorrektur des Stehens (*Abb. 4.10.4)
Lehnen Sie sich entspannt mit dem Rücken an eine Wand. Die Beine sind gestreckt und leicht gespreizt, die Füße leicht nach außen gedreht. Der Abstand der Fersen zur Wand soll ca. 10 cm betragen. Die Arme hängen locker herab.
Beugen Sie nun leicht Ihre Knie und heben Sie den Brustkorb nach vorne oben an, bis sich der Oberkörper von der Wand löst. Nun hat nur noch Ihr Gesäß Kontakt mit der Wand und Sie belasten Ihre Füße auf den Fersen.
Wenn Ihnen diese Bewegung vertraut ist, stoßen Sie mit dem Gesäß von der Wand ab, so daß Ihr Gewicht gleichmäßig auf den Füßen verteilt ist.
Sie stehen nun mit aufgerichtetem Brustkorb und leicht gekipptem Becken.

Die aufrechte Haltung beim Gehen (Abb. 4.10.2)
Die Grundkorrektur im Stehen setzt sich im Gehen fort, indem Sie die Vorwärtsbewegung durch Anheben des Brustkorbes einleiten.
Die Fußspitzen bleiben beim Gehen leicht nach außen gedreht.
Beim Auftreten berührt zuerst die Ferse den Boden, bevor der Fuß über die Großzehe abrollt.

Das Stehen und Gehen im Alltag (Abb.4.10.5)

Wählen Sie aus Ihrem Alltag bestimmte Situationen, um das Stehen und Gehen zu üben: Beim Warten auf das Tram, auf Ihrem Arbeitsweg, beim Spaziergang usw.

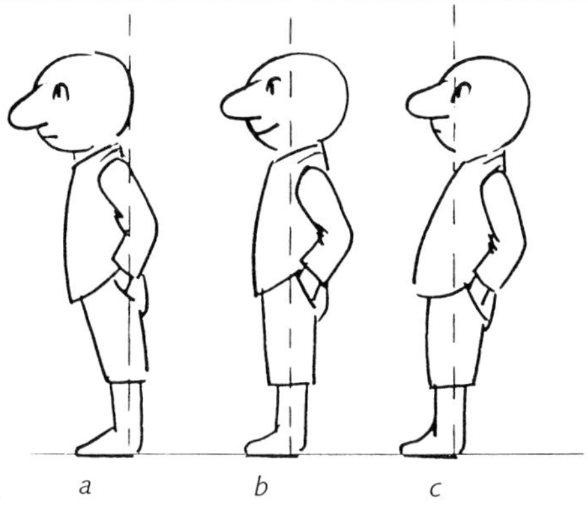

4.10.1. a) Vorfußbelastung;
b) gleichmäßige Fußbelastung;
c) Fersenbelastung

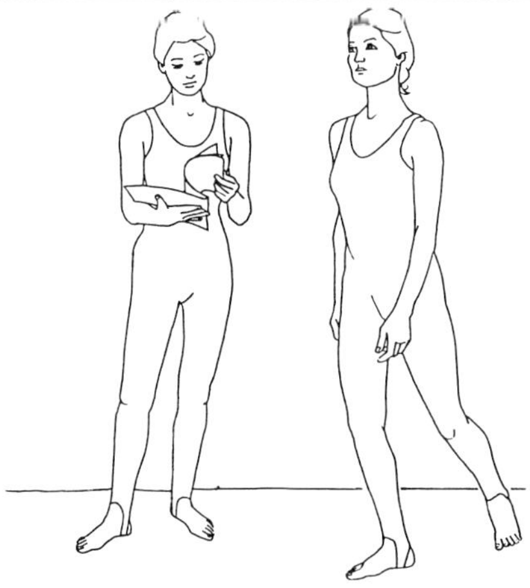

4.10.2. Aufrechtes Stehen und Gehen

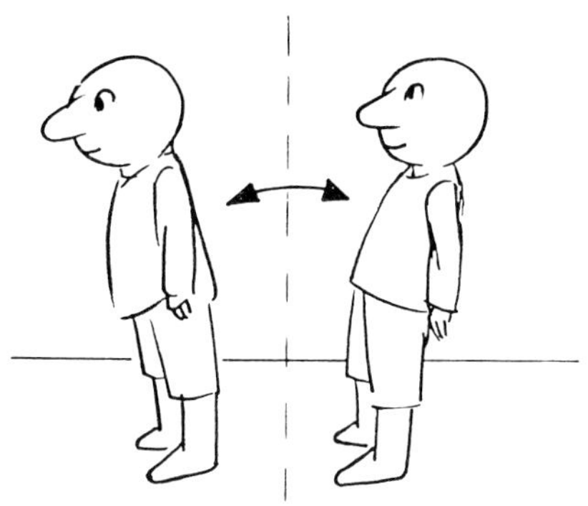

4.10.3. Übung zur Gewichtsverlagerung

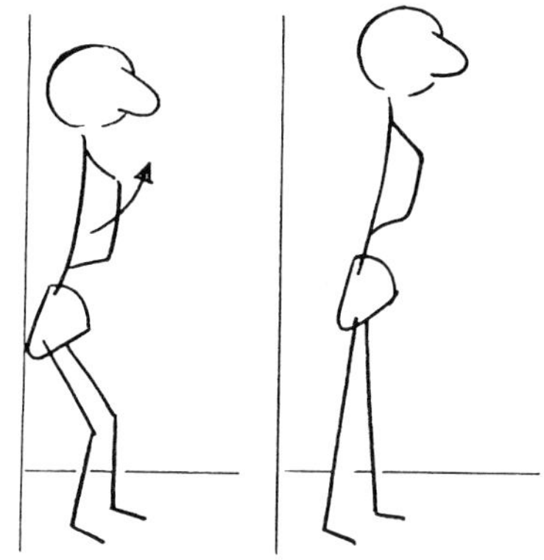

4.10.4. Übung für die Grundkorrektur im Stehen

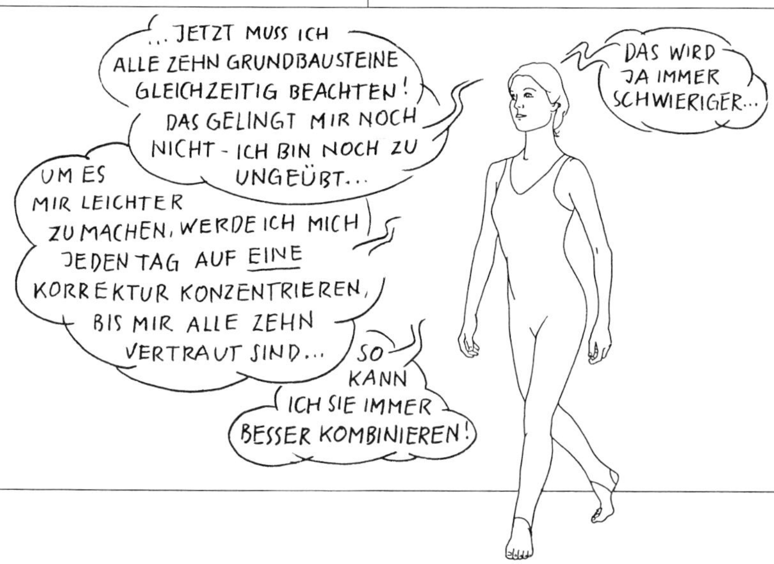
... JETZT MUSS ICH ALLE ZEHN GRUNDBAUSTEINE GLEICHZEITIG BEACHTEN! DAS GELINGT MIR NOCH NICHT - ICH BIN NOCH ZU UNGEÜBT...
DAS WIRD JA IMMER SCHWIERIGER...
UM ES MIR LEICHTER ZU MACHEN, WERDE ICH MICH JEDEN TAG AUF EINE KORREKTUR KONZENTRIEREN, BIS MIR ALLE ZEHN VERTRAUT SIND...
SO KANN ICH SIE IMMER BESSER KOMBINIEREN!

4.10.5.

5. Hilfsmittel zur Erleichterung der Einnahme der aufrechten Körperhaltung

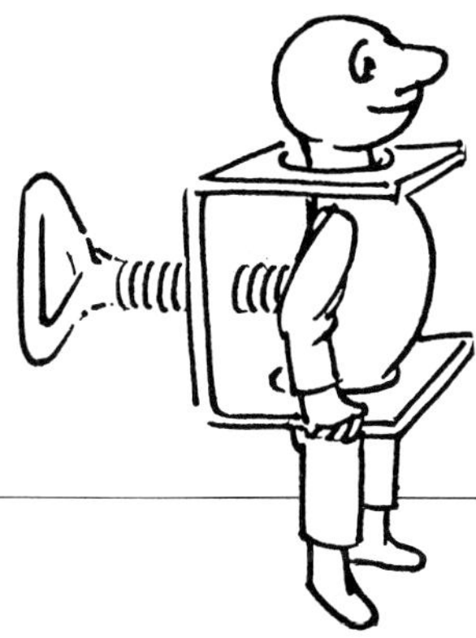

5

5. Hilfsmittel

Folgende Hilfsmittel erleichtern Ihnen die Einnahme der aufrechten Körperhaltung im Sitzen und Liegen:

5.1. **Das Keilkissen** (Abb. 5.1)

Mit Hilfe des Keilkissens wird die Sitzfläche hinten angehoben. Die schräge Sitzebene fördert die Beckenkippung und die Brustkorbhebung und erleichtert so die Einnahme der aufrechten Körperhaltung.
Das Keilkissen eignet sich vor allem für das freie Sitzen ohne Rückenlehne, z. B. am Tisch in Beruf und Freizeit (Büro, Haushalt, während der Mahlzeiten, usw.)

5.2. **Das Autokissen** (Abb. 5.2)

Das höhenverstellbare Autokissen unterstützt die aufrechte Körperhaltung im Auto und in Sesseln mit Rückenlehne.
Es kann Ihrem Rücken individuell angepaßt werden. Achten Sie darauf, daß Ihr Gesäß Kontakt mit der Rückenlehne hat und daß sich das Kissen zwischen Gesäß und Schulterblättern befindet.

5.3. **Das Lendenkissen** (Abb. 5.3)

Wenn Sie *auf dem Rücken liegen,* hat der untere Teil Ihrer Wirbelsäule die Tendenz, sich abzuflachen. Das Bettkissen wirkt dem entgegen, indem es die Wirbelsäule zwischen Becken und Rippen abstützt.
Liegen Sie *auf der Seite*, so befindet sich das Kissen in der Taille und verhindert die seitliche Abflachung der Wirbelsäule.
Nur in *Bauchlage* soll das Kissen *nicht verwendet* werden.

Bezugsquelle für die oben beschriebenen Hilfsmittel siehe S. 144.

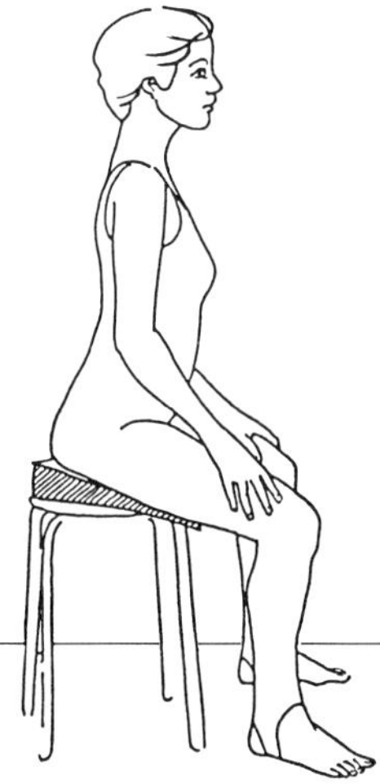

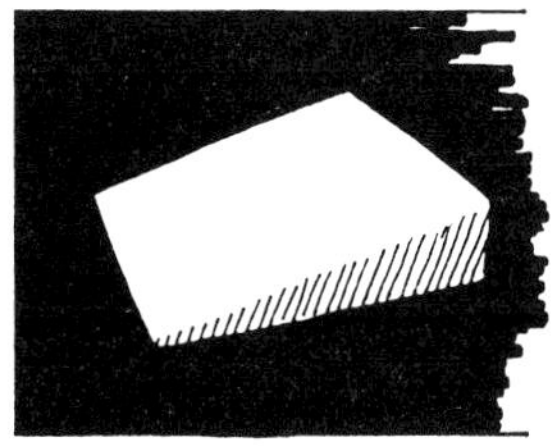

das Keilkissen

5.1.

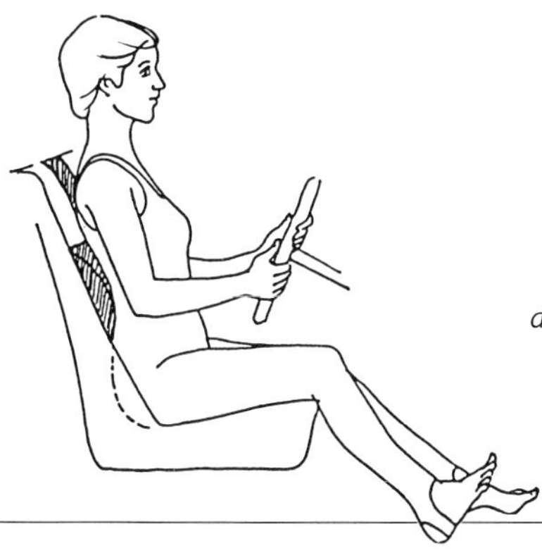

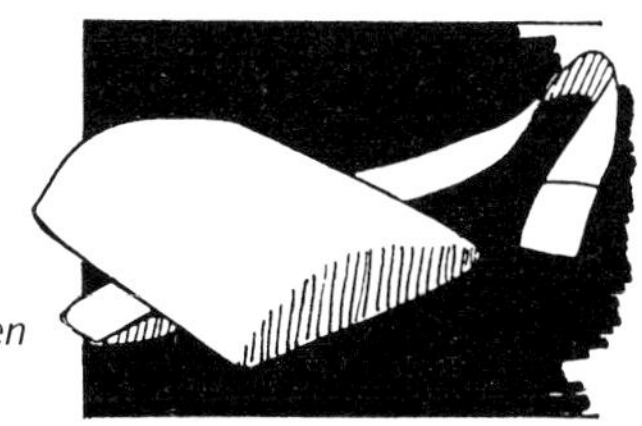

das Autokissen

5.2.

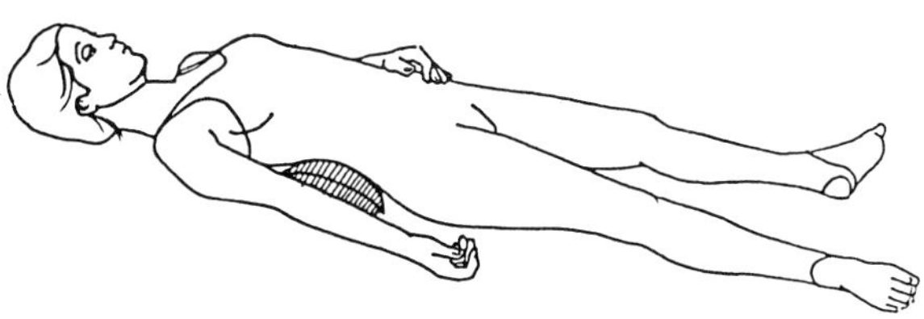

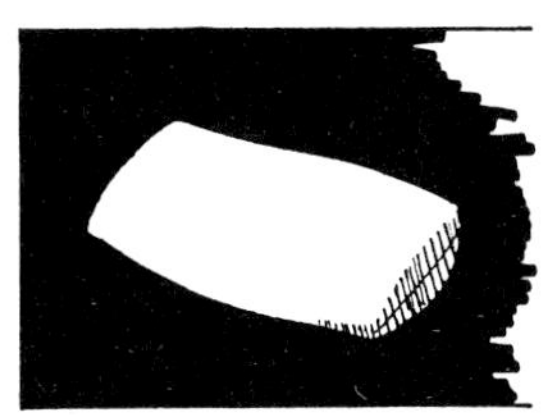

das Lendenkissen

5.3.

6. Störfaktoren, welche die Einnahme der aufrechten Körperhaltung erschweren oder verunmöglichen

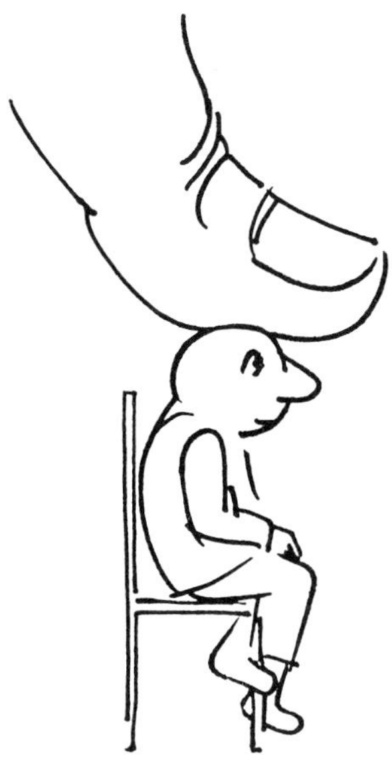

6

6. Störfaktoren

Störfaktoren, welche die Einnahme der aufrechten Körperhaltung behindern, können innerhalb oder außerhalb des Körpers liegen.

6.1. Störfaktoren außerhalb des Körpers

Kleider

Enge Kleider schränken die Bewegungsfreiheit des Körpers ein. Das bedeutet, daß auch unsere Körperhaltung durch die Kleidung beeinflußt wird.

In Abb. 6.1.1 ist dies eindrücklich dargestellt: die Beckenkippung ist behindert durch zu enge Jeans, woraus sich eine starke Krümmung in der Wirbelsäule ergibt. Auch beim Schuhwerk gilt es einige Punkte zu beachten: hohe Absätze und spitze Schuhe verunmöglichen eine natürliche Abrollbewegung des Fußes und deformieren die Gelenke der Zehen (Hallux valgus).

Es ist naheliegend, daß die aufrechte Haltung nur in bequem weiter Kleidung, die unseren Bewegungen keine Grenzen setzt, möglich ist (Abb. 6.1.2).

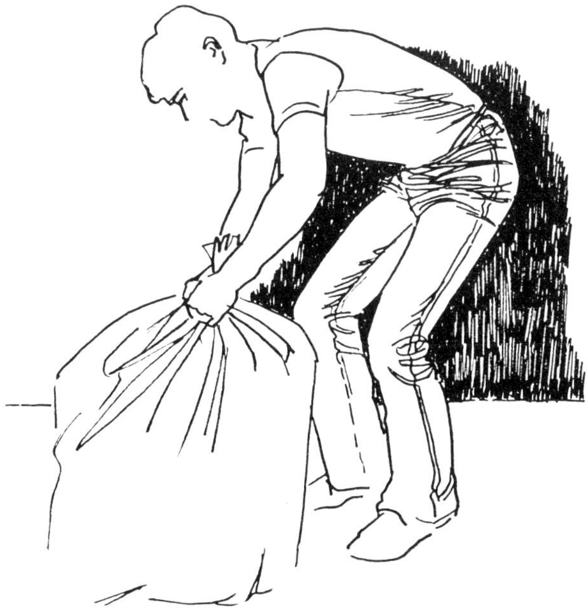

6.1.1. Der enge Hosenbund . . .

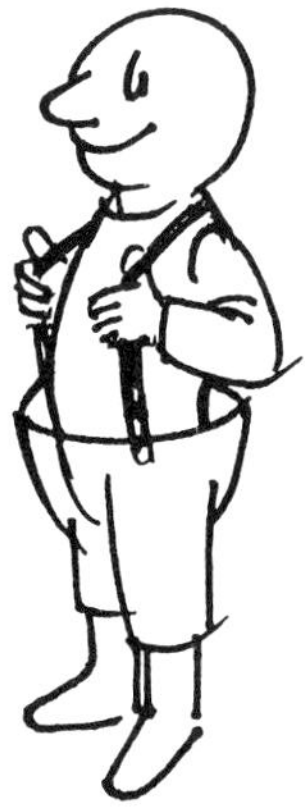

6.1.2. . . . und eine Alternative dazu

Sitzmöbel

Die modernen Sitzmöbel sind fast ausschließlich ungesund, da sie die krumme Körperhaltung fördern. Ob in öffentlichen Verkehrsmitteln, im Personenwagen, in den Schulen oder zu Hause – überall treffen wir ungeeignete Sitzgelegenheiten an.
Sitze mit folgenden Eigenschaften *behindern direkt die Einnahme der aufrechten Körperhaltung:*

Sitzfläche:
nach hinten geneigt
muldenförmig
zu lang im Verhältnis zu den Oberschenkeln

Rückenlehne:
zu weiche Polsterung
Biegung nach vorne in Höhe der Schulterblätter
fehlender oder nicht ausreichend verstellbarer «Lendenwulst»

Armlehnen:
Wenn Sie zu eng angebracht sind, behindern sie das Abspreizen der Beine.

In den Abbildungen 6.1.3 bis 6.1.5 sehen Sie Sitzgelegenheiten, die der Einnahme der aufrechten Körperhaltung entgegenkommen.

Beispiele für geeignete Sitzmöbel

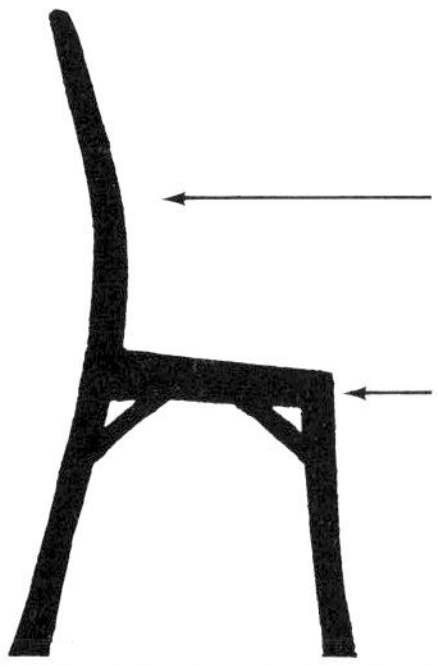

Einfacher Stuhl

leicht gekrümmte Rückenlehne zur Abstützung der Lordose

horizontale bis leicht nach vorne geneigte Sitzfläche

6.1.3.

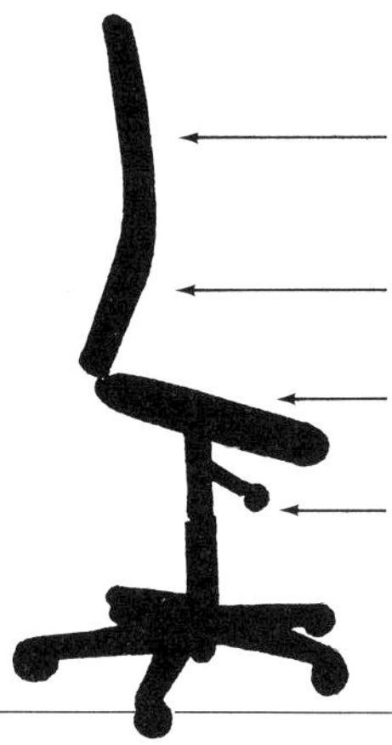

Bürostuhl

Rückenlehne ohne Biegung nach vorne in Höhe der Schulterblätter

leicht gekrümmte Rückenlehne zur Abstützung der Lordose

Sitzfläche, die sich nach vorne neigen läßt

höhenverstellbar, um den Kontakt der Füße mit dem Boden zu gewährleisten

6.1.4.

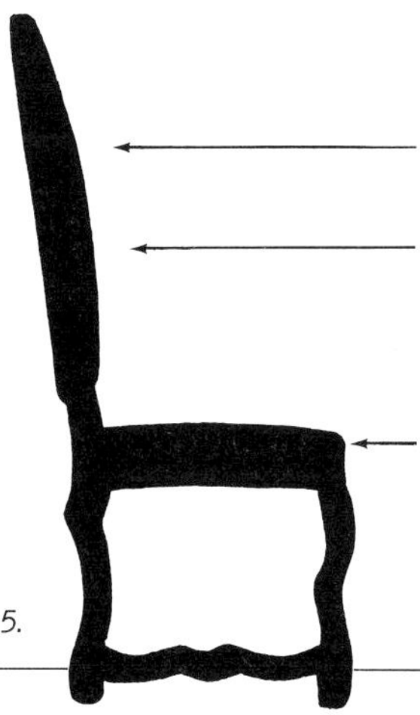

Polstergruppe, Feierabendstuhl

Rückenlehne ohne Biegung nach vorne in Höhe der Schulterblätter

leicht gekrümmte Rückenlehne zur Abstützung der Lordose

Sitzfläche nicht zu niedrig und zu steil nach hinten geneigt

feste Polsterung sowohl der Sitzfläche als auch der Rückenlehne

6.1.5.

Soziales Umfeld

In unserer Gesellschaft haben sich Verhaltensweisen entwickelt, die die Zugehörigkeit zu bestimmten Gruppen ausdrücken: es ziemt sich nicht für eine elegante Frau, die Beine beim Sitzen abzuspreizen; das heutige Schönheitsideal verlangt einen flachen Bauch; Frauen tragen hohe Absätze, damit ihre Beine länger und sexier erscheinen; unter jungen Leuten gilt die krumme Körperhaltung als lässig und leger (Abb.6.1.6). – Die Liste ließe sich beliebig fortsetzen.

Die äußere Haltung eines Menschen läßt oft auch auf seine innere Haltung schließen. Jemand, der sich unsicher fühlt und nicht auffallen will, wird sich klein machen, um sich zu schützen (Abb. 6.1.7).
Wenn sich jemand niedergeschlagen und von seinen Problemen erdrückt fühlt, drückt sich das meistens auch in einer krummen Körperhaltung aus (Abb.6.1.8).
Wenn in solchen Fällen bei der Haltungskorrektur der psychische Aspekt nicht mitberücksichtigt wird, ist nicht zu erwarten, daß der Betroffene seine Schutzhaltung problemlos aufgeben kann.

Eine Patentlösung für die Beseitigung der sozialen und psychischen Störfaktoren, welche die Einnahme der aufrechten Körperhaltung behindern oder verunmöglichen, können wir nicht anbieten – sich aber der Zusammenhänge bewußt zu werden, ist sicher der erste Schritt für die Loslösung von gesellschaftlichen Zwängen und die Änderung der inneren Haltung.

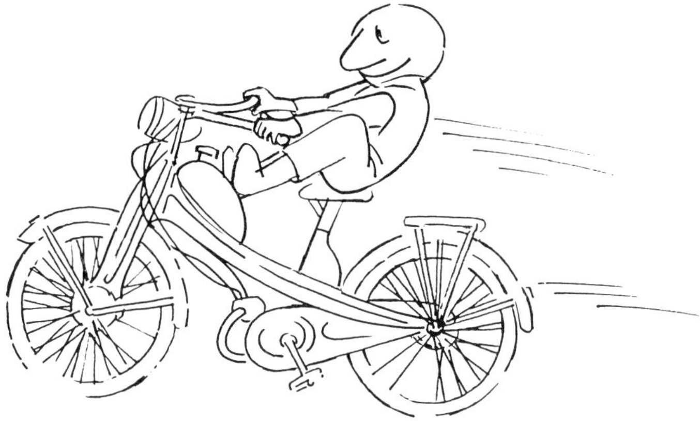

6.1.6.

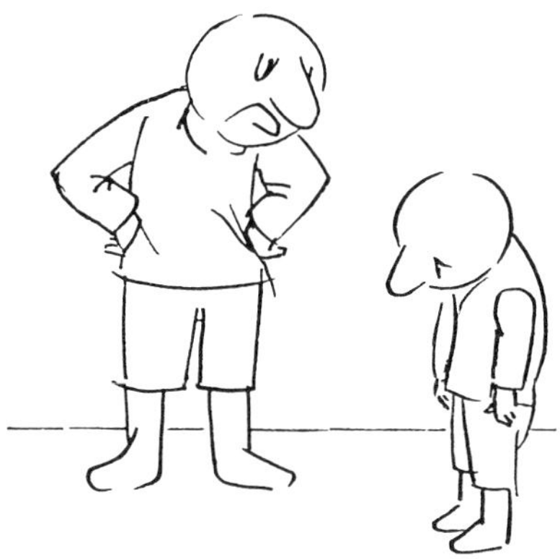

6.1.7.

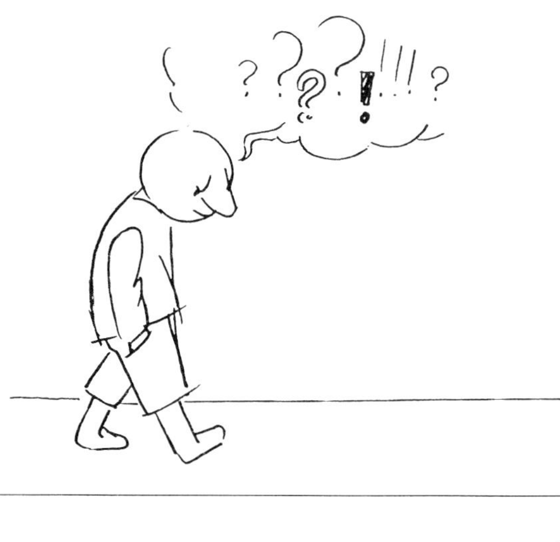

6.1.8.

6.2. Störfaktoren innerhalb des Körpers

Sie wissen aus Kapitel 3, daß unser Organismus in der Lage ist, eine drohende Überlastung von Geweben zu erkennen und entsprechende Schutzmaßnahmen zu ergreifen. Diese Schutzreaktion läuft in verstärktem Maße auch im Fall einer tatsächlich erfolgten Gewebeschädigung ab.
Die wichtigste Aufgabe der Schutzreaktion ist das Verhindern jeder weiteren Schädigung der erkrankten oder verletzten Gewebe. Das führt dazu, daß der Organismus eine Körperhaltung wählt, in der diese Aufgabe erfüllt werden kann. Diese optimale Schutzhaltung variiert je nach Art und Lokalisation der Gewebeschäden. Nicht selten ist die krumme Körperhaltung der beste Schutz!

Zum Beispiel . . .
bei Magen-, Bauch- und Menstruationsbeschwerden, um die inneren Organe zu schonen (Abb. 6.2),
nach Unfällen und Operationen, um die Heilung von Verletzungen und Narben nicht zu stören oder
wenn die krumme Körperhaltung so lange Gewohnheitshaltung gewesen ist, daß sich Gewebeveränderungen an Muskeln und Gelenken entwickelt haben.

In diesen Beispielen ist es unangenehm bis unmöglich, die aufrechte Körperhaltung einzunehmen, da sie gegen die aktuelle Schutzhaltung des Organismus gerichtet ist.

Sollten deshalb im Verlauf der Haltungskorrektur vermehrt Schmerzen auftreten, könnten diese ein Hinweis auf vorhandene Gewebeschäden sein.
In diesem Fall sollten Sie die Haltungskorrektur unbedingt unter fachkundiger Anleitung durch den Arzt oder Physiotherapeuten durchführen!

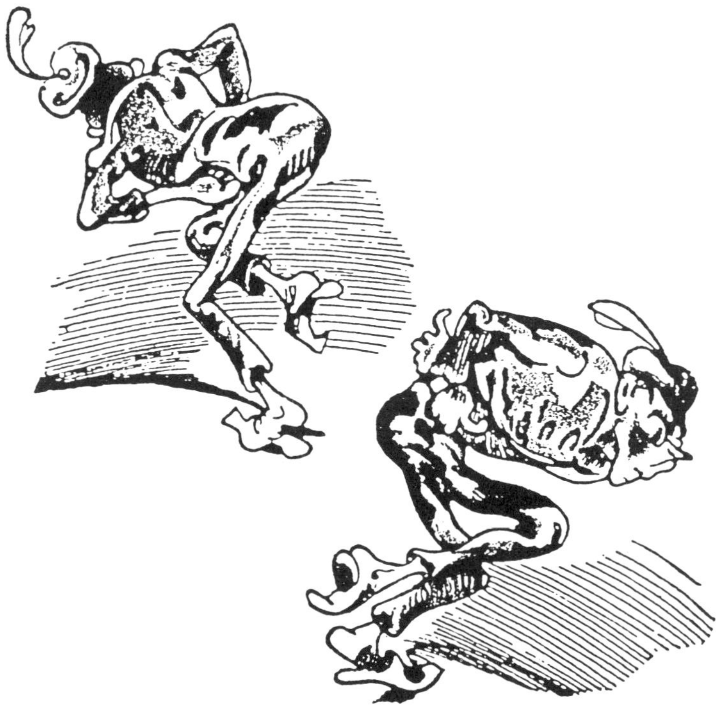

Wie denn Böck von der Geschichte
auch das Magendrücken kriegte!

W. Busch

6.2.

7. Gute Tips für die aufrechte Körperhaltung

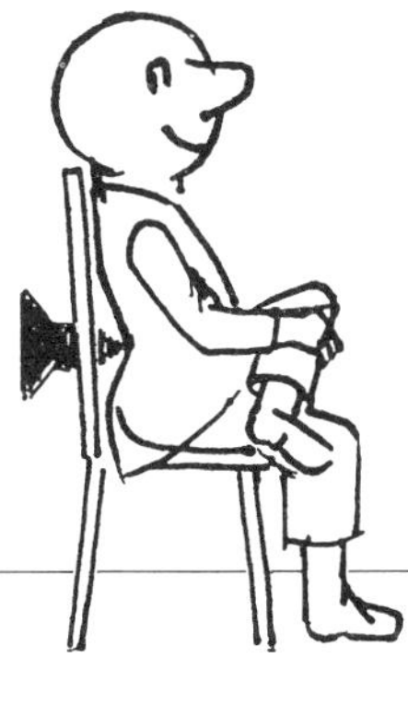

7

7. Tips

7.1. Dehnlagerungen

Lernziel

Unterstützung der Haltungskorrektur durch Dehnung der vorderen Rumpfwand.

Erklärung

Voraussetzung für die Einnahme der aufrechten Haltung ist die Dehnfähigkeit der vorderen Rumpfwand. Der Wechsel von der krummen in die aufrechte Haltung gelingt nur dann mühelos, wenn sich z. B. die Bauchmuskulatur um fast das Doppelte verlängern kann. Hält sich über längere Zeit krumm, verliert die Bauchmuskulatur ihre Dehnfähigkeit.

Ausführung

Die *Wirkung* der Dehnlagerung ist eine *Frage der Dosierung.* Es gilt:
je höher und härter das Kissen, je länger die Lagerung und je häufiger deren Wiederholung, umso wirksamer ist die Dehnung.

Sollten während oder nach der Lagerung *Schmerzen* (z. B. im Rücken) auftreten, so ist das ein Zeichen dafür, daß Sie *überdosiert* haben. Wählen Sie ein kleineres Kissen oder verkürzen Sie die Lagerungsdauer. Finden Sie heraus, in welcher Form die Dehnlagerung für Sie persönlich am besten ist.

Kontrollieren Sie Ihre *Schulter- und Nackenstellung* während der Lagerung.

Abbildung 7.1.1.

Legen Sie sich auf den Boden oder auf eine harte Matratze, wobei Sie Ihren Rücken zwischen Gesäß und Schulterblättern mit einem Kissen unterlagern.
Spreizen Sie Ihre Beine bequem ab und legen Sie die Arme neben den Kopf.
Atmen Sie ruhig und fühlen Sie, wie sich Ihr Bauch mit jedem Einatmen hebt und mit jedem Ausatmen senkt.
Versuchen Sie, sich während 10–30 Minuten in dieser Stellung zu entspannen.

Abbildung 7.1.2.

Legen Sie sich wie oben beschrieben auf den Rücken.
Beugen Sie die Beine an, legen Sie die Fußsohlen aneinander und lassen Sie Ihre Knie nach außen sinken.
Atmen Sie ruhig und entspannen Sie sich während ca. 10 Minuten.
Strecken Sie Ihre Beine langsam wieder aus.

Abbildung 7.1.3.

Legen Sie sich wieder auf den Rücken wie in Abbildung 7.1.1.
Ziehen Sie Ihre Beine an und legen Sie beide Knie zur gleichen Seite ab.
Atmen Sie ruhig und bleiben Sie 1 Minute in dieser Stellung.
Legen Sie Ihre Knie zur anderen Seite und entspannen Sie sich während 1 Minute.
Wiederholen Sie die Übung zweimal.

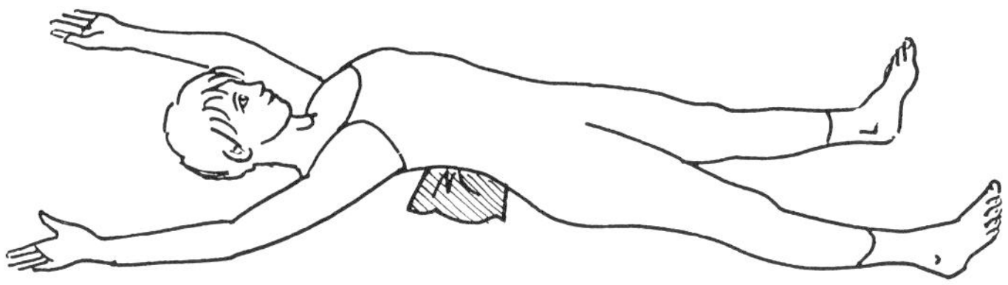

7.1.1.

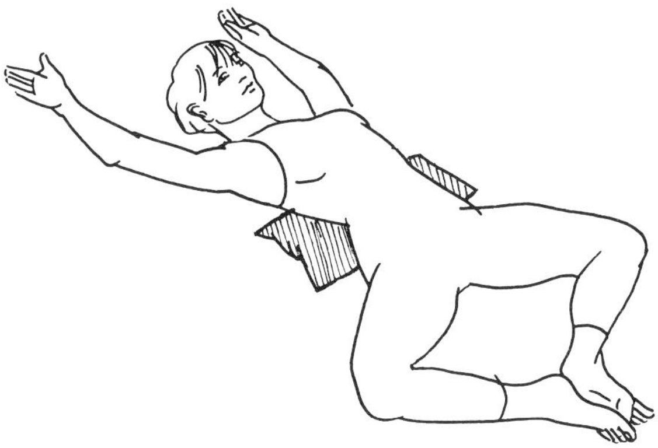

7.1.2.

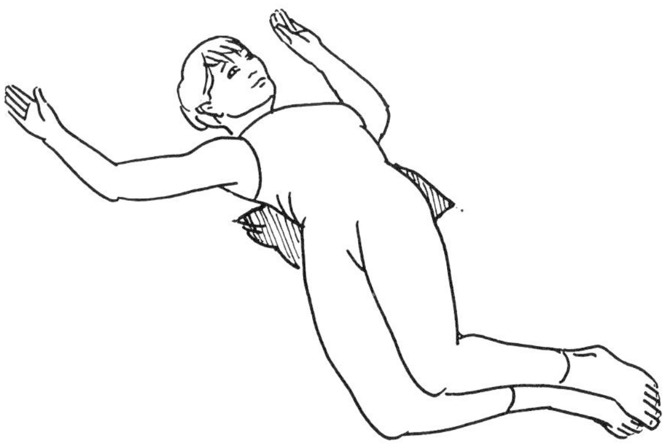

7.1.3.

7.2. Dehnübungen

Sollten Sie ...
Ihre aufrechte Körperhaltung vernachlässigt haben,
sich während der Arbeit verspannt fühlen oder
mit einer Arbeit beschäftigt sein, bei der Sie während längerer Zeit die gleiche Haltung einnehmen oder Bewegungen wiederholen müssen (Schreibmaschine, Gartenarbeit usw.), unterbrechen Sie Ihre Tätigkeit und strecken Sie sich zwei- bis dreimal durch (Abb.7.2)!

7.3. Was tun bei ungeeigneten Sitzmöbeln?

Sie werden immer wieder Sitzgelegenheiten antreffen, welche für die Einnahme der aufrechten Körperhaltung nicht geeignet sind. Wir haben Ihnen einige Möglichkeiten aufgezeichnet, wie Sie trotzdem gerade sitzen können (Abb. 7.3.1–7.3.5).

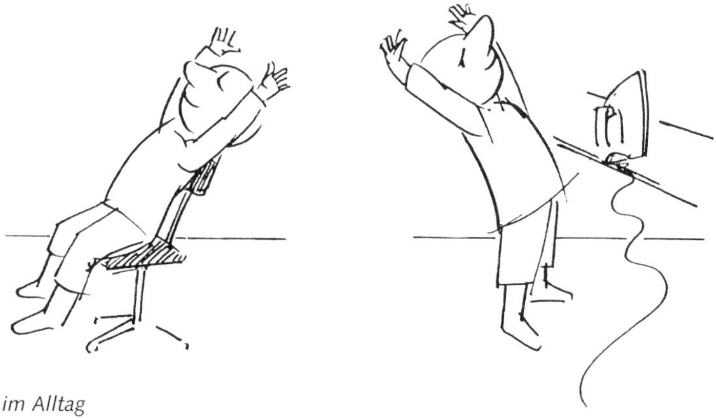

7.2. Dehnübungen im Alltag

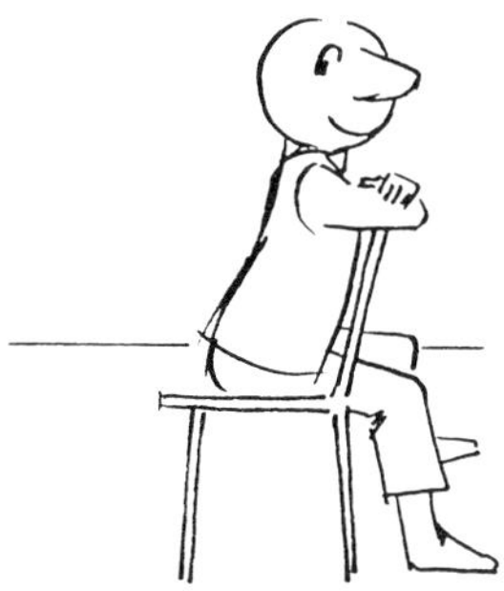

7.3.1. Stuhllehne zum Abstützen des Oberkörpers benützen

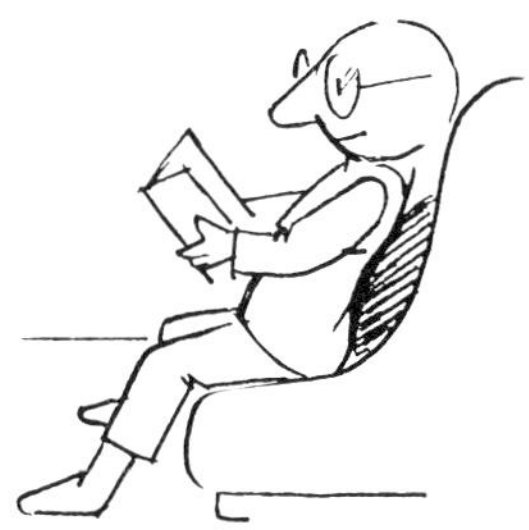

7.3.2. Bei weichen Polstermöbeln Rücken mit Kissen unterstützen

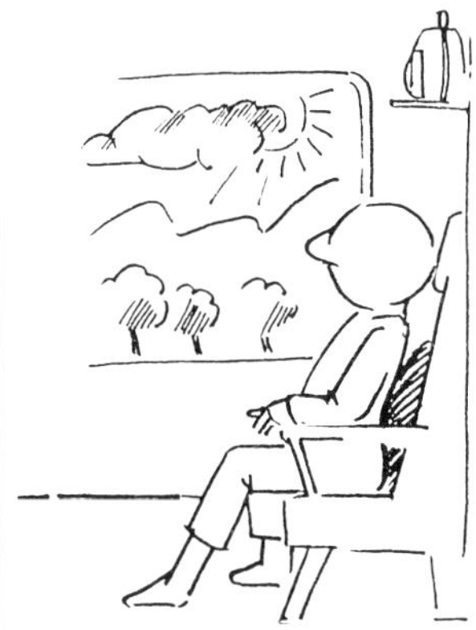

7.3.3. Improvisierte Rückenstütze: Pullover, Jacke usw.

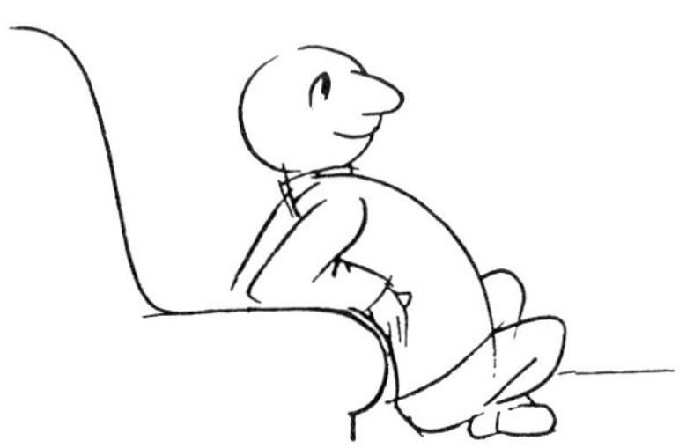

7.3.4. Für «Bodensitzer» ...

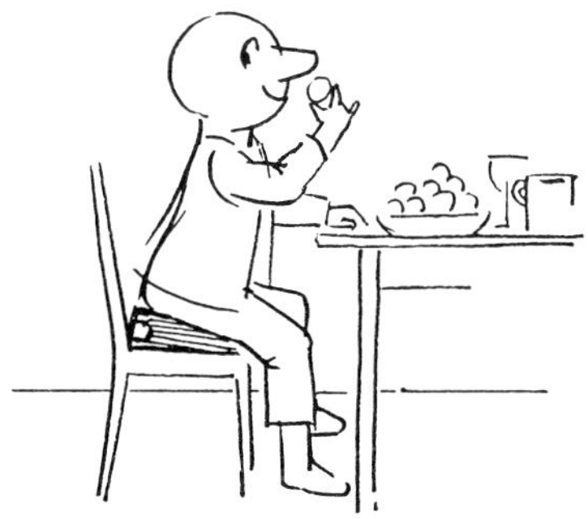

7.3.5. Keilkissen improvisieren: Pullover, Jacke, Ordner usw.

7.4. Was tun, wenn die Haltungskorrektur immer wieder vergessen geht?

1. Nicht verzweifeln – es geht allen gleich!
2. Setzen Sie sich *Teilziele in der Haltungskorrektur:* wählen Sie jeden Tag einen anderen Grundbaustein, dem Sie besondere Aufmerksamkeit schenken.
3. Suchen Sie verschiedene Tätigkeiten in Ihrem Alltag, bei denen Sie Zeit haben, Ihre Haltung bewußt und in allen Aspekten zu korrigieren: z. B. beim Kaffee kochen, beim Auto waschen, 15 Minuten während der Büroarbeit usw.
4. Bitten Sie Angehörige, Bekannte und enge Mitarbeiter, Sie auf Fehler aufmerksam zu machen.
5. Verteilen Sie kleine Erinnerungshilfen (z. B. Zeichnungen) in Ihrer Wohnung oder am Arbeitsplatz (Abb. 7.4).

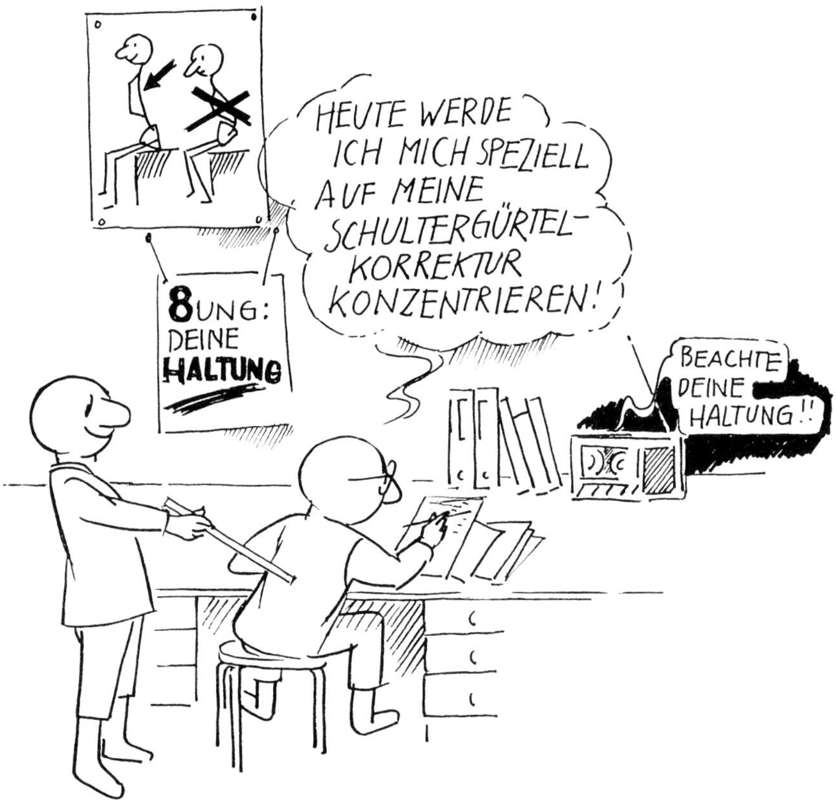
HEUTE WERDE ICH MICH SPEZIELL AUF MEINE SCHULTERGÜRTEL-KORREKTUR KONZENTRIEREN!
8UNG: DEINE HALTUNG
BEACHTE DEINE HALTUNG!!

7.4.

8. Die aufrechte Körperhaltung im Alltag

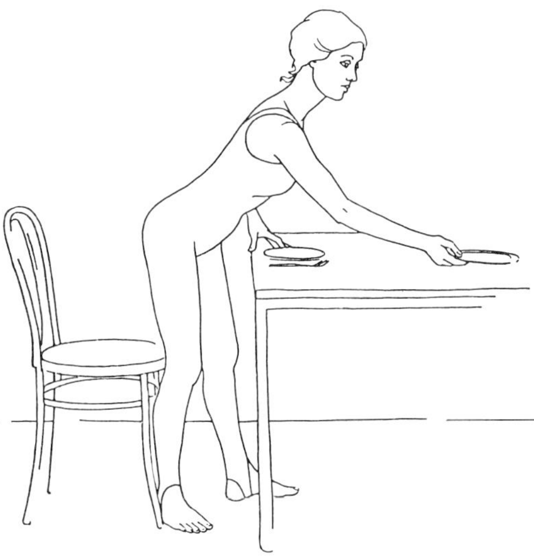

8

8. Die aufrechte Körperhaltung im Alltag

Im folgenden Kapitel wollen wir Ihnen zeigen, wie die aufrechte Körperhaltung in verschiedene Alltagssituationen übertragen werden kann. Wir können im vorliegenden Büchlein nur eine beschränkte Anzahl von Situationen demonstrieren. Da viele Bewegungsabläufe im Alltag sehr ähnlich sind, sollte die Auswahl aber für eine umfassende Information genügen. Das Umsetzen der aufrechten Körperhaltung in den Alltag ist der entscheidende Schritt zu einer optimalen mechanischen Belastung des Bewegungsapparates. Vielen Leuten fällt es aber schwer, den Bezug zwischen der therapeutischen Behandlung und ihrem Alltag herzustellen.
Es soll deshalb an dieser Stelle deutlich gesagt werden, daß die Haltungskorrektur mit dem Therapeuten nur eine Information und Instruktion ist und daß die entscheidende Arbeit im persönlichen Alltag des Patienten geschehen muß!

Bei den nachfolgenden Abbildungen ist der Leser aufgefordert, bei der Fragestellung «Was muß hier korrigiert werden?», Korrekturvorschläge für die dargestellte Fehlhaltung zu formulieren.
Bei der Fragestellung «Welche Korrekturen machen mir bei dieser Tätigkeit noch Mühe?» sollen Patient und Therapeut die persönlichen Schwachpunkte des Patienten bei der Haltungskorrektur in der betreffenden Alltagssituation erkennen und formulieren.

Viel Vergnügen!

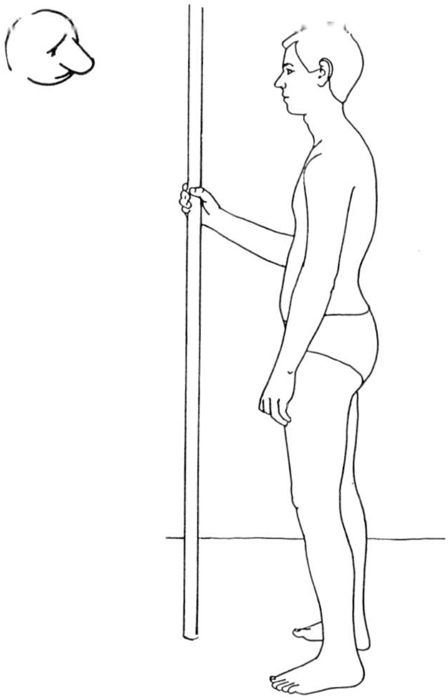

8.1.1. Was muß hier korrigiert werden?

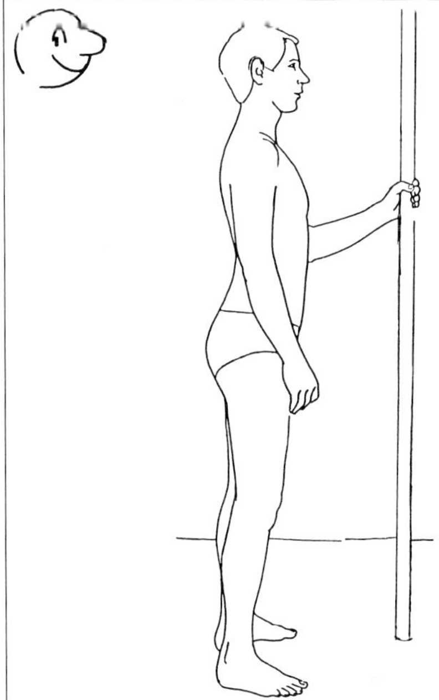

8.1.2. Welche Korrekturen machen mir bei dieser Tätigkeit noch Mühe?

Notizen

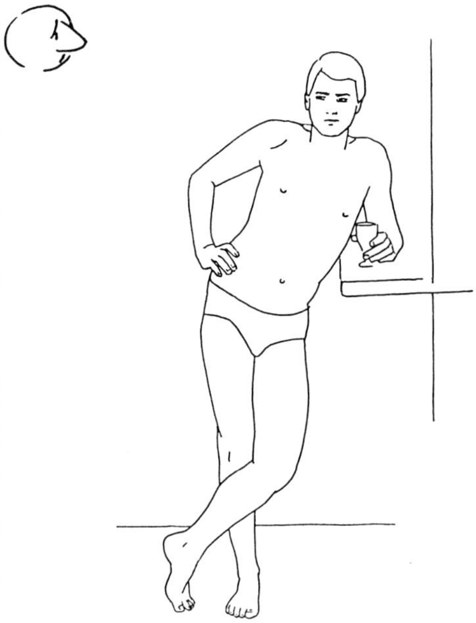

8.1.3. Was muß hier korrigiert werden?

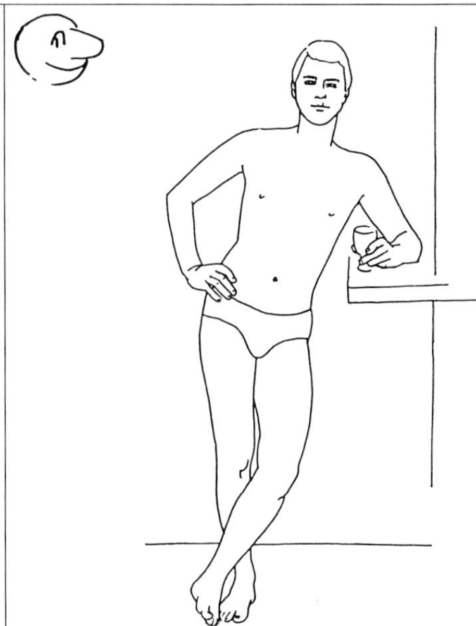

8.1.4. Welche Korrekturen machen mir bei dieser Tätigkeit noch Mühe?

Notizen

zu 8.1.3:
Die Schultern sind beidseits hochgezogen, der Stamm etwas verdreht (verdrillt).

zu 8.1.4:
Beide Schultern werden auf dem Brustkorb aufgelegt, der Brustkorb ist aufgerichtet, der Stamm ist nicht verdrillt.

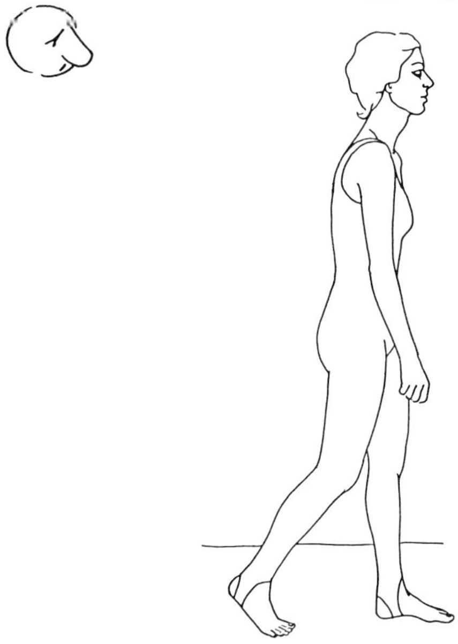

8.1.5. Was muß hier korrigiert werden?

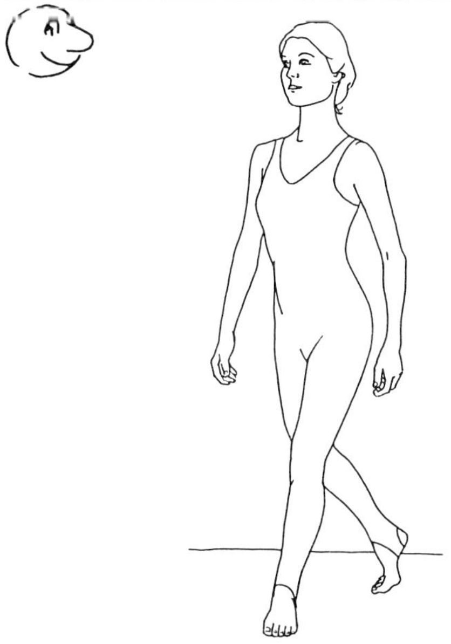

8.1.6. Welche Korrekturen machen mir bei dieser Tätigkeit noch Mühe?

Notizen

zu 8.1.5:
Der Schultergürtel ist nach vorn gezogen, der Oberarm etwas einwärts gedreht, die Halswirbelsäule nach vorn ausladend, die Brustwirbelsäule macht eine durchgehende Krümmung, nur unten in der Lendenwirbelsäule entsteht eine leichte Hohlkreuzbildung, das Becken ist aufgerichtet.

zu 8.1.6:
Hier ist der Brustkorb aufgerichtet, die Schultern liegen satt auf dem Brustkorb, sie sind etwas zurückverlagert, die Halswirbelsäule ist gestreckt, das Becken gekippt.

8

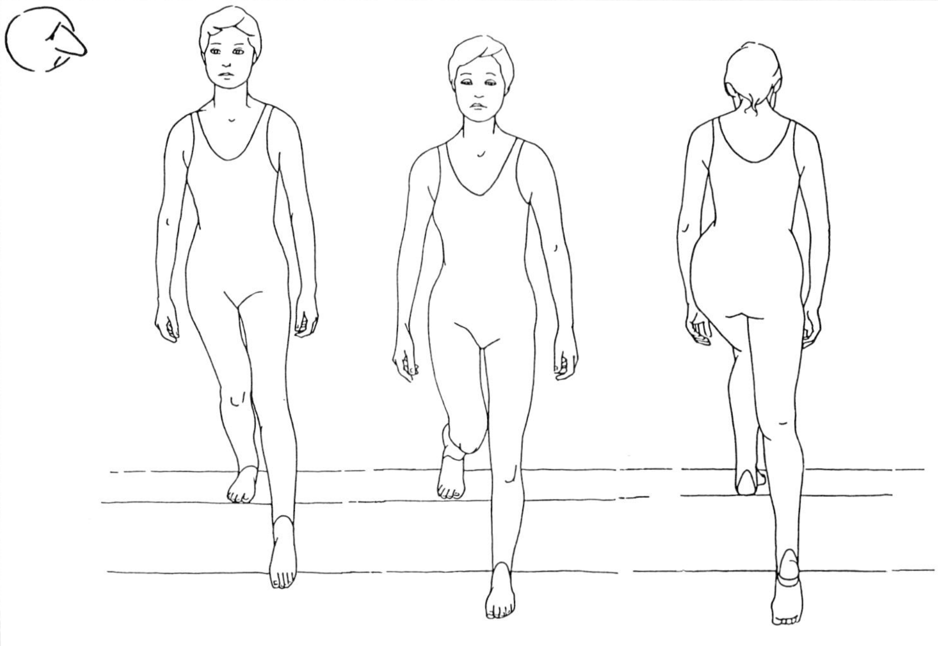

8.1.7. Was muß hier korrigiert werden?

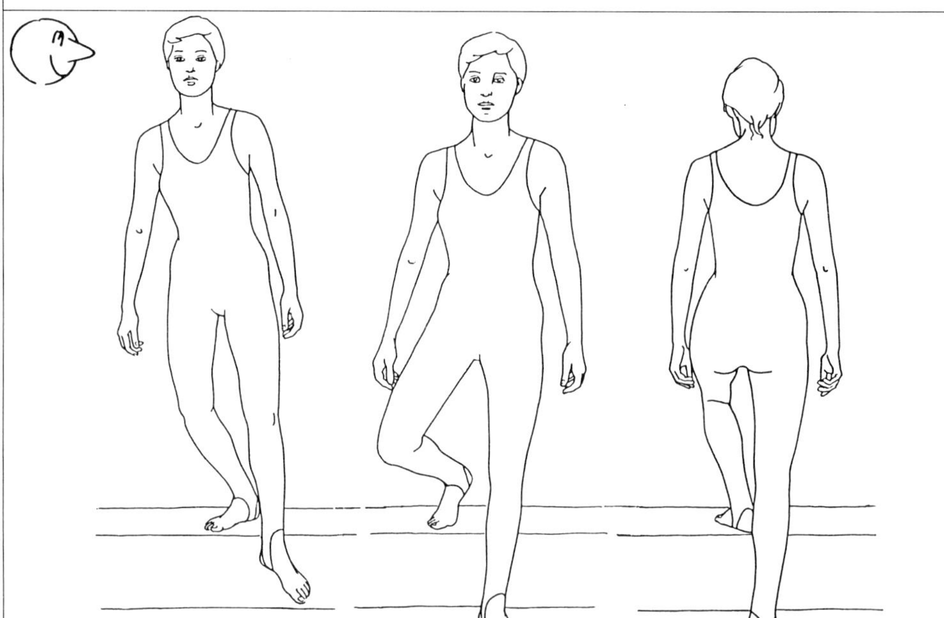

8.1.8. Welche Korrekturen machen mir bei dieser Tätigkeit noch Mühe?

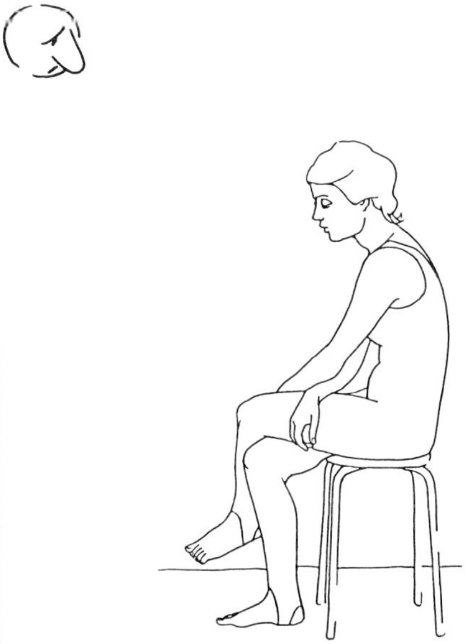

8.1.9. Was muß hier korrigiert werden?

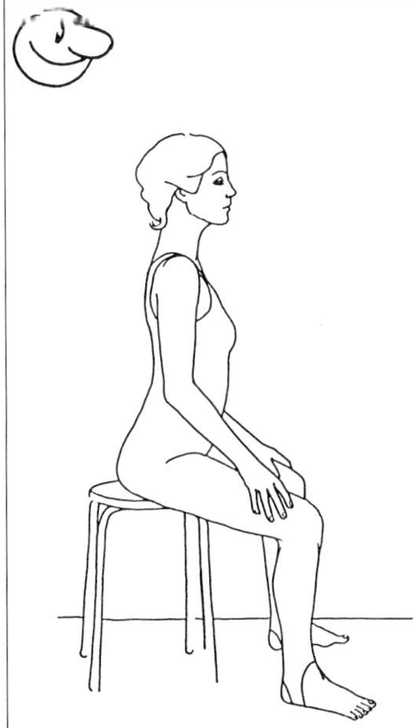

8.1.10. Welche Korrekturen machen mir bei dieser Tätigkeit noch Mühe?

Notizen

zu 8.1.9:
Alles! Aufrichten des Körpers, Rückwärtsführen des Schultergürtels, Beine in die Spreizstellung, Becken nach vorn gerollt, Halswirbelsäule gestreckt, die Füße leicht nach außen gedreht.

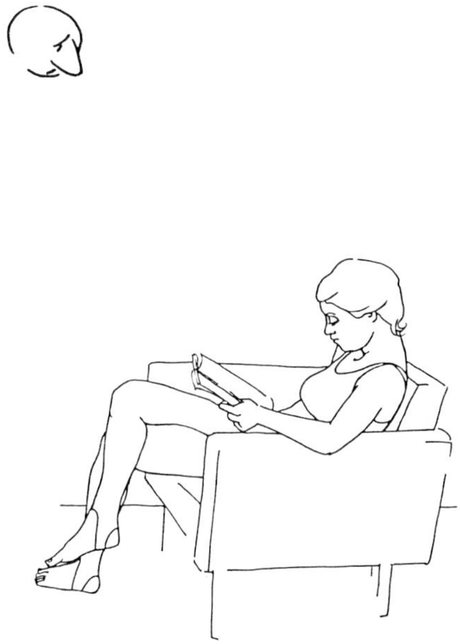

8.1.11. Was muß hier korrigiert werden?

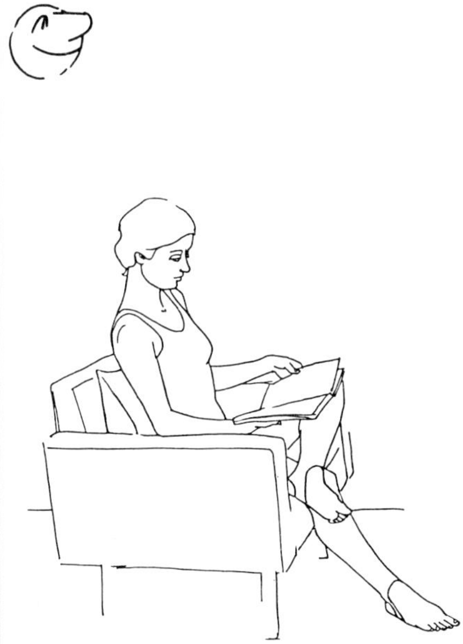

8.1.12. Welche Korrekturen machen mir bei dieser Tätigkeit noch Mühe?

Notizen

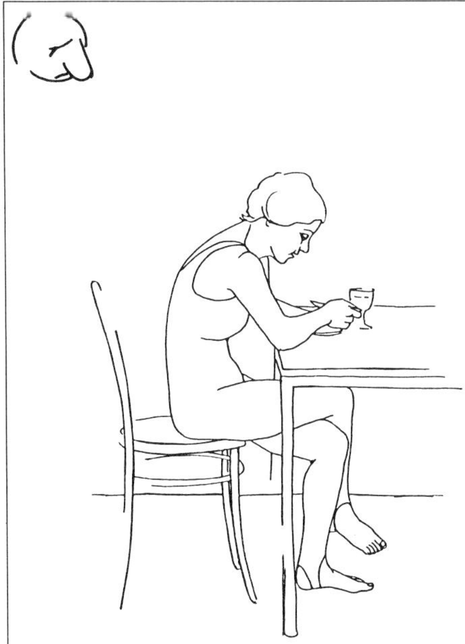

8.1.13. Was muß hier korrigiert werden?

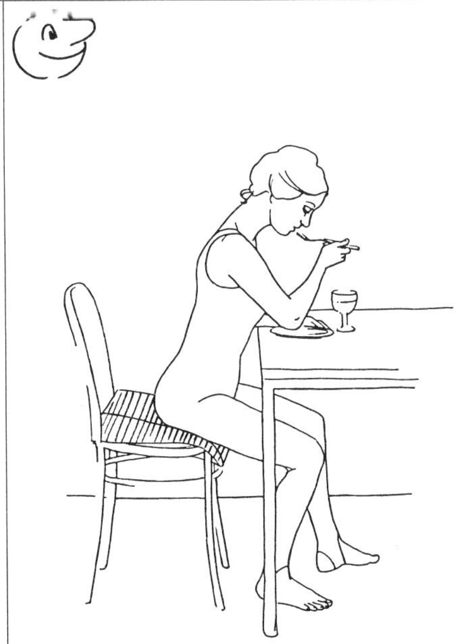

8.1.14. Welche Korrekturen machen mir bei dieser Tätigkeit noch Mühe?

Notizen

8

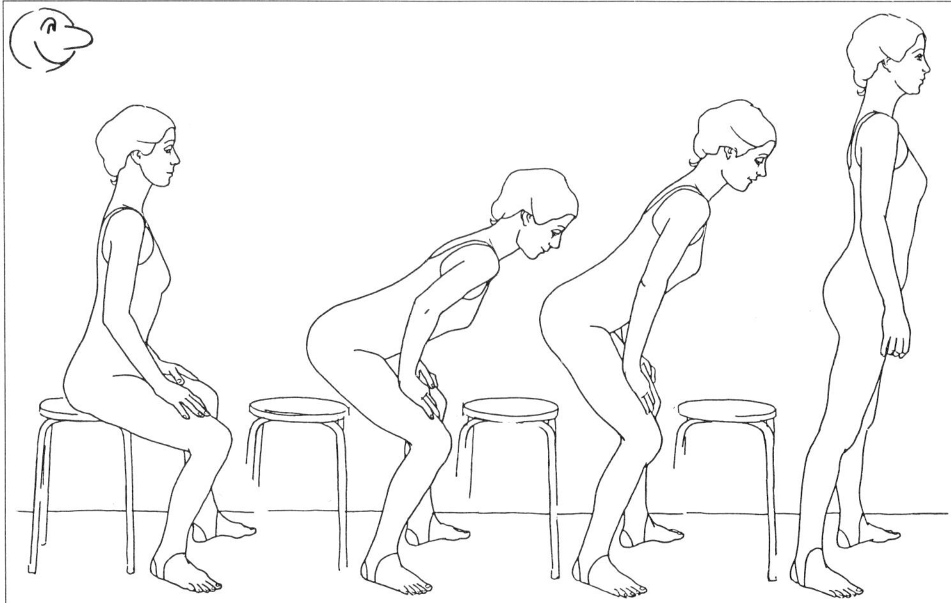

8.1.15. Welche Korrekturen machen mir bei dieser Tätigkeit noch Mühe?

Notizen

Beim Aufstehen aus der Sitzhaltung und umgekehrt beim Übergang vom Stehen in die Sitzhaltung muß dies stets in der Grätschhaltung der Beine durchgeführt werden.

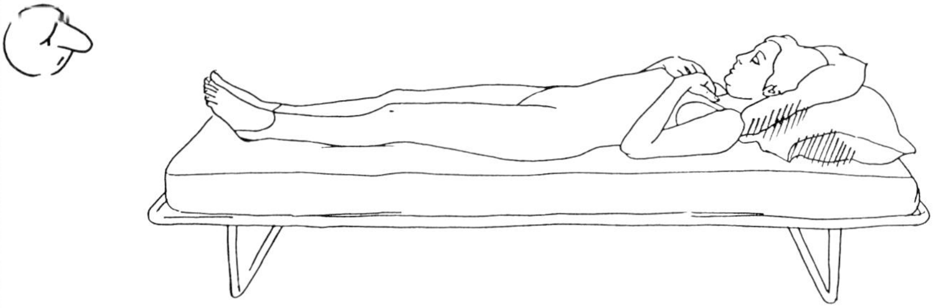

8.2.1. Was muß hier korrigiert werden?

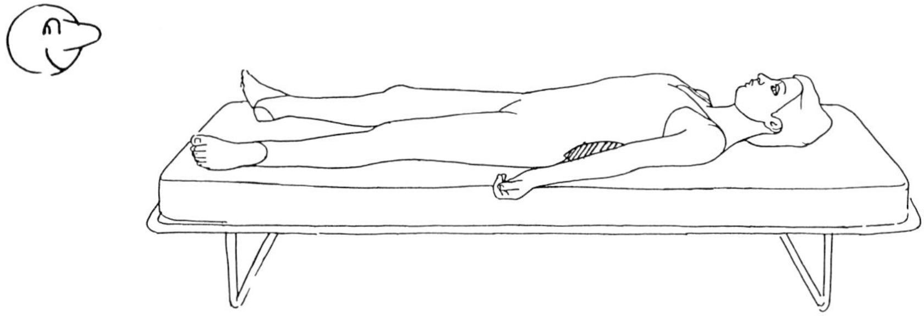

8.2.2. Welche Korrekturen machen mir bei dieser Tätigkeit noch Mühe?

Notizen

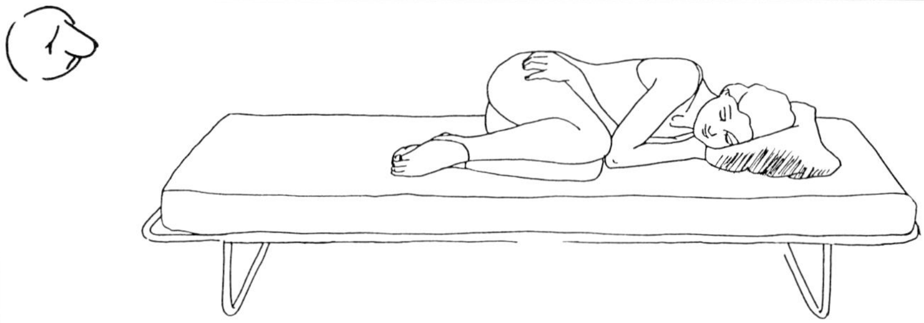

8.2.3. Was muß hier korrigiert werden?

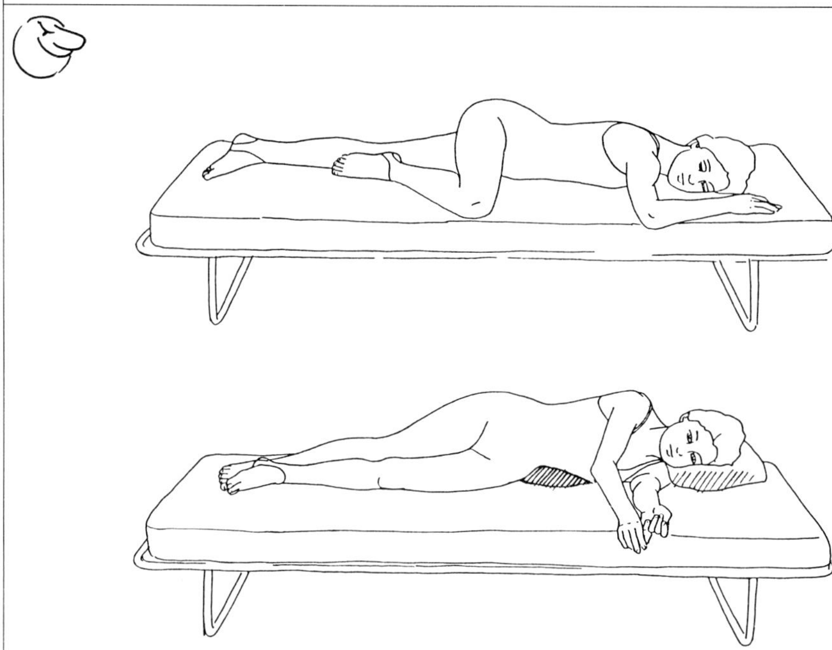

8.2.4. Welche Korrekturen machen mir bei dieser Tätigkeit noch Mühe?

Notizen

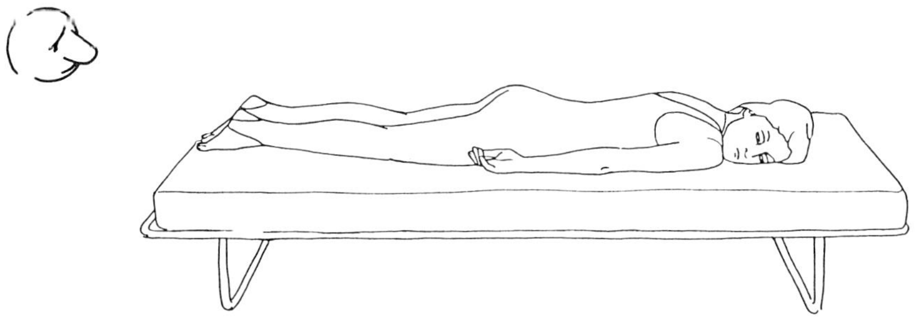

8.2.5. Was muß hier korrigiert werden?

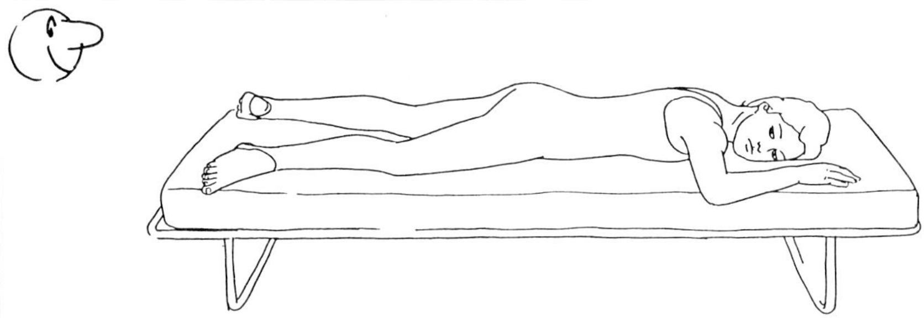

8.2.6. Welche Korrekturen machen mir bei dieser Tätigkeit noch Mühe?

Notizen

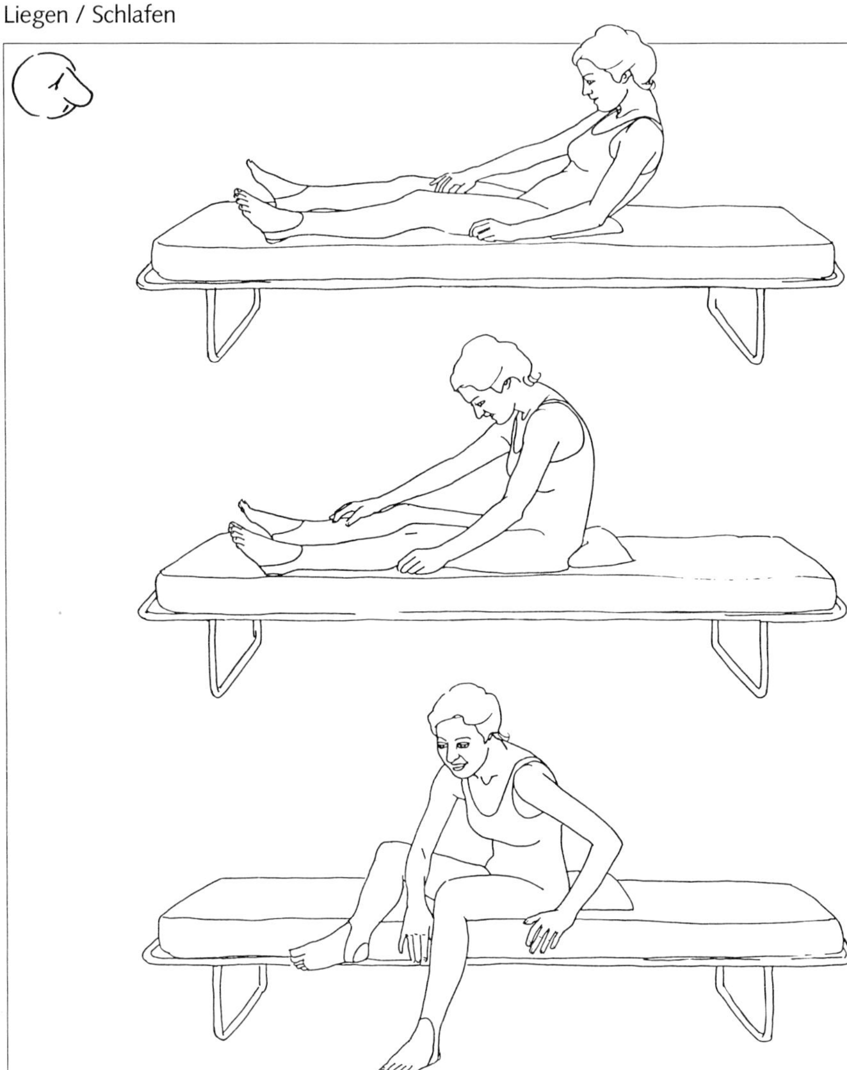

8.2.7. Was muß hier korrigiert werden?

Notizen

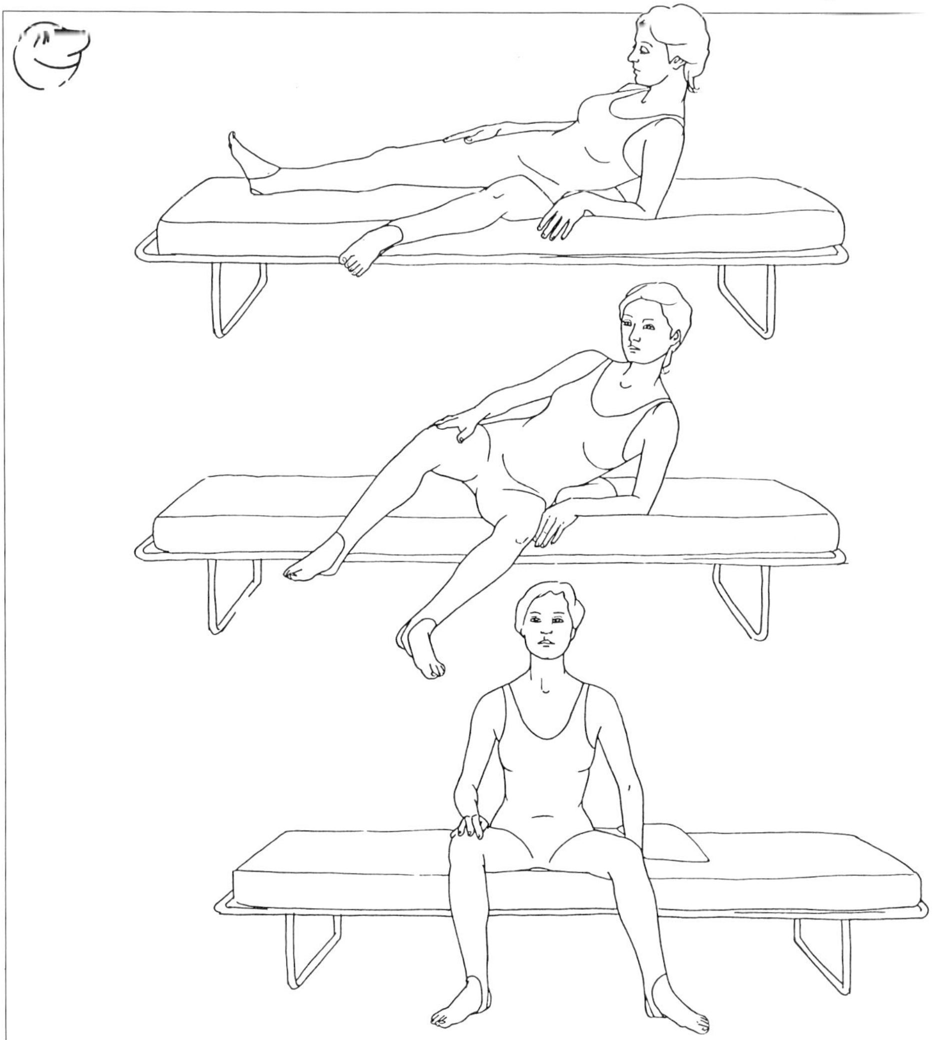

8.2.8. Welche Korrekturen machen mir bei dieser Tätigkeit noch Mühe?

Notizen

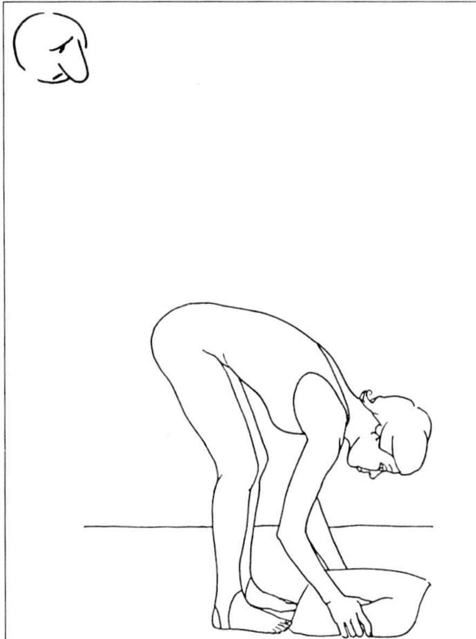

8.3.1. Was muß hier korrigiert werden?

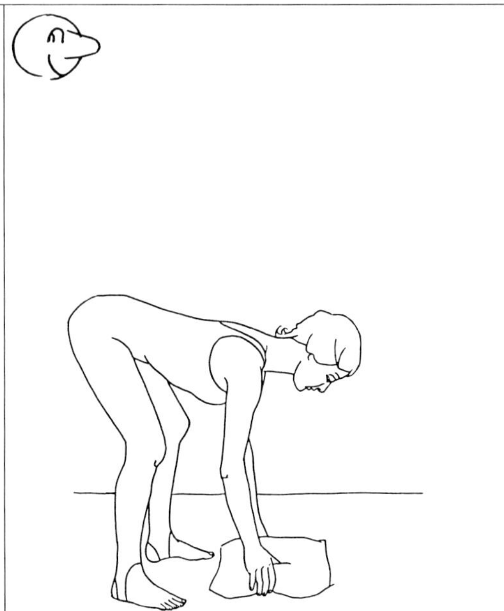

8.3.2. Welche Korrekturen machen mir bei dieser Tätigkeit noch Mühe?

Notizen

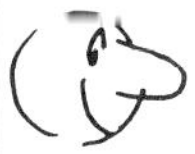

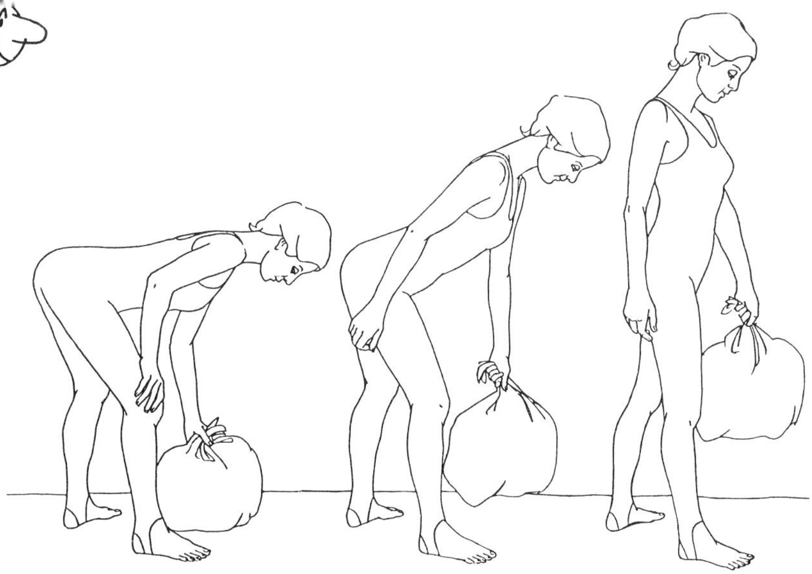

8.3.3. Welche Korrekturen machen mir bei dieser Tätigkeit noch Mühe?

Notizen

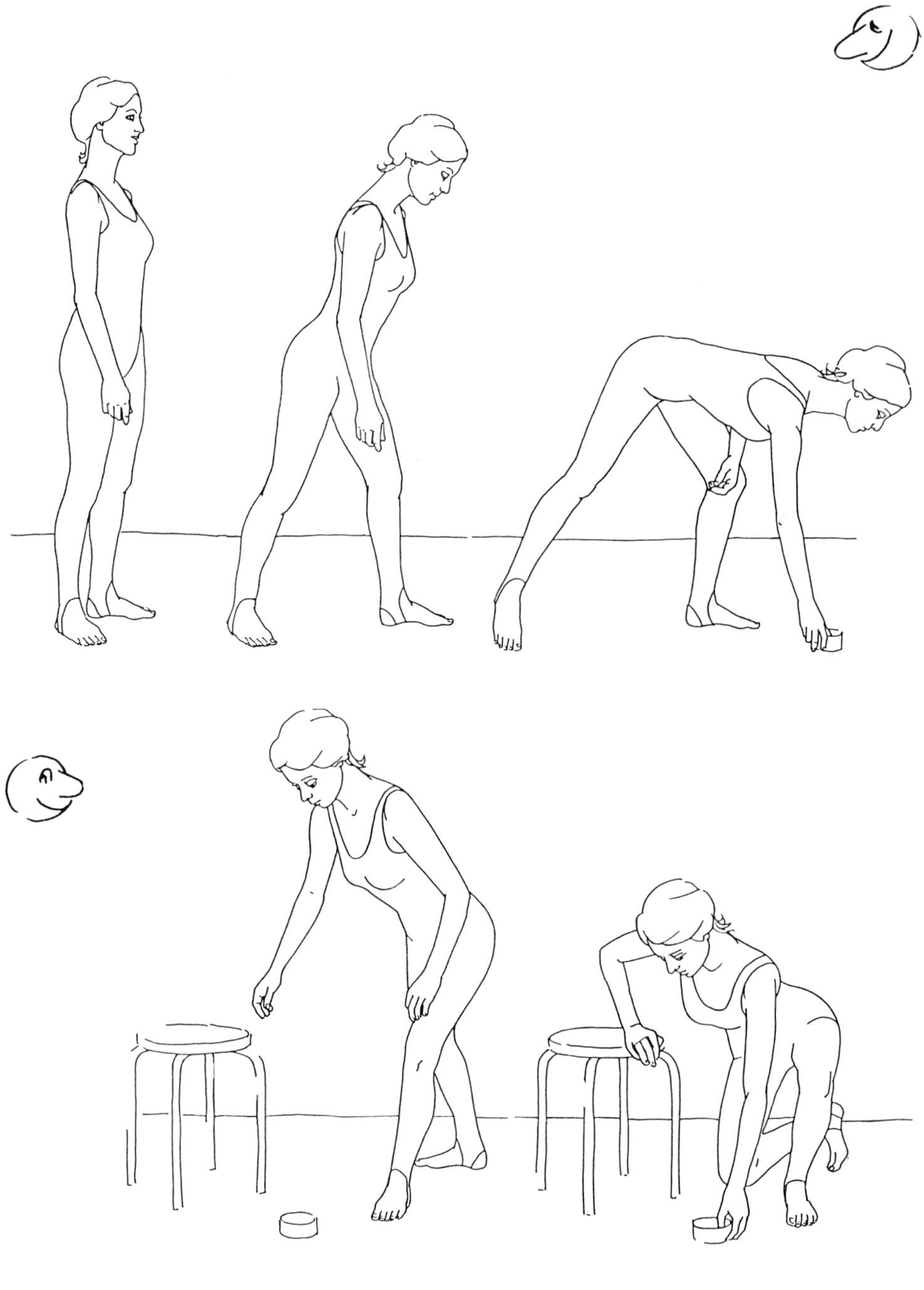

8.3.4. Welche Korrekturen machen mir bei dieser Tätigkeit noch Mühe?

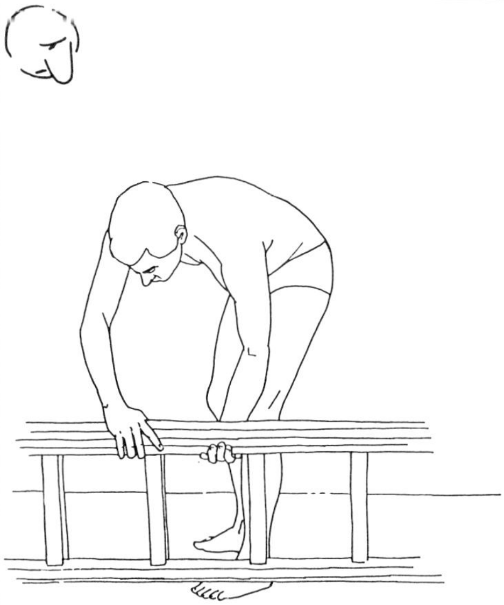

8.3.5. Was muß hier korrigiert werden?

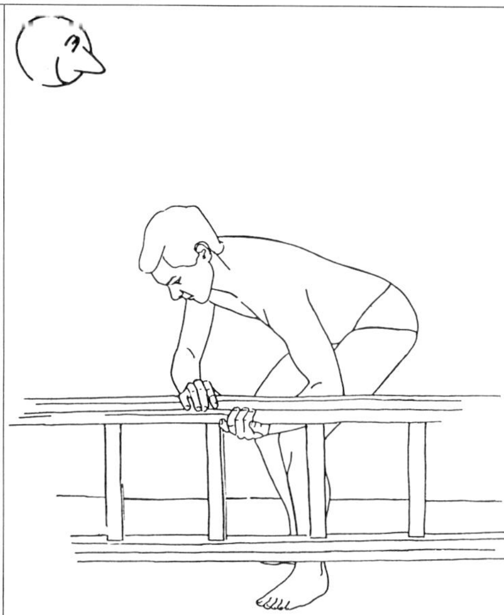

8.3.6. Welche Korrekturen machen mir bei dieser Tätigkeit noch Mühe?

Notizen

Die Tätigkeiten in den Abbildungen 8.3.4 bis 8.3.6 stets in der Grätschstellung der Beine ausführen.

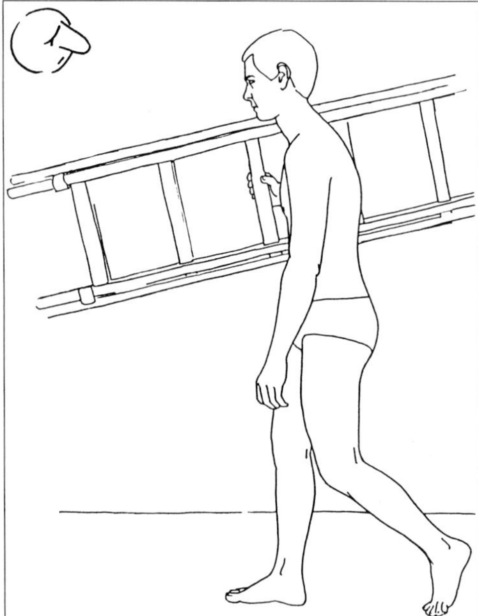

8.3.7. Was muß hier korrigiert werden?

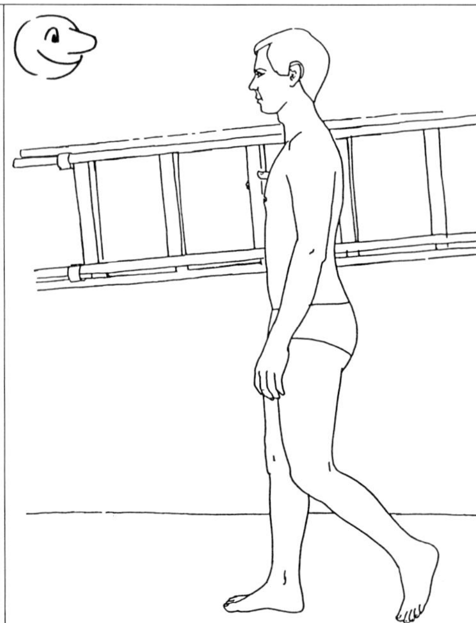

8.3.8. Welche Korrekturen machen mir bei dieser Tätigkeit noch Mühe?

Notizen

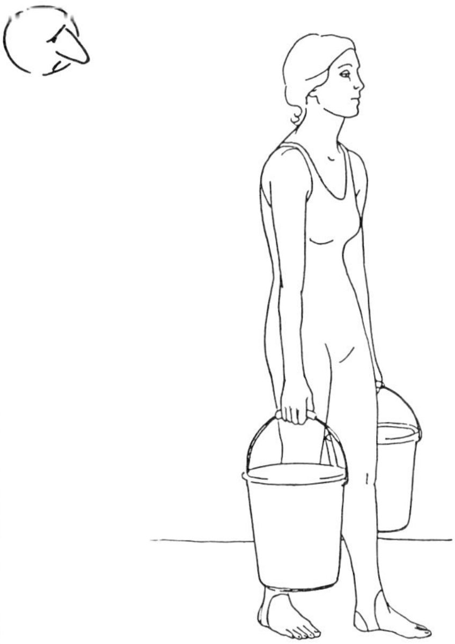

8.3.9. Was muß hier korrigiert werden?

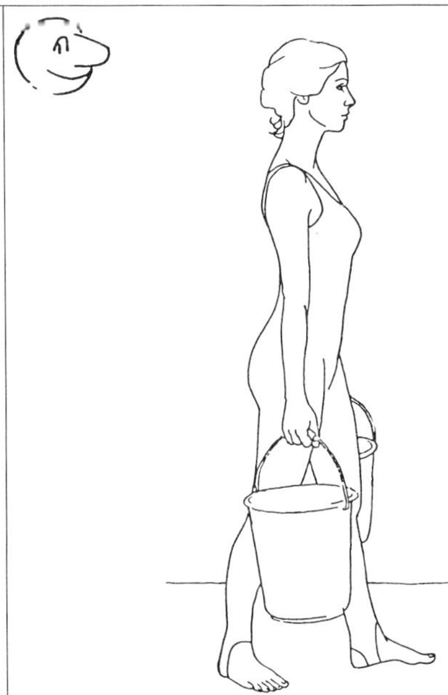

8.3.10. Welche Korrekturen machen mir bei dieser Tätigkeit noch Mühe?

Notizen

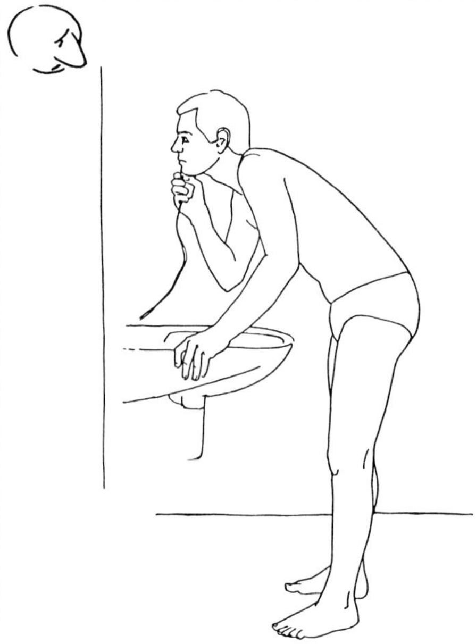

8.4.1. Was muß hier korrigiert werden?

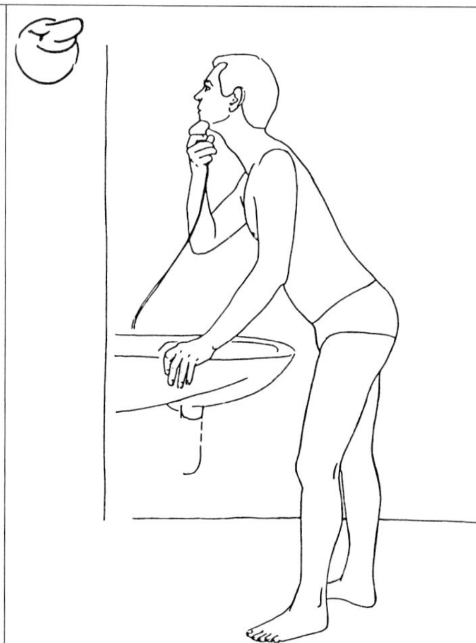

8.4.2. Welche Korrekturen machen mir bei dieser Tätigkeit noch Mühe?

Notizen

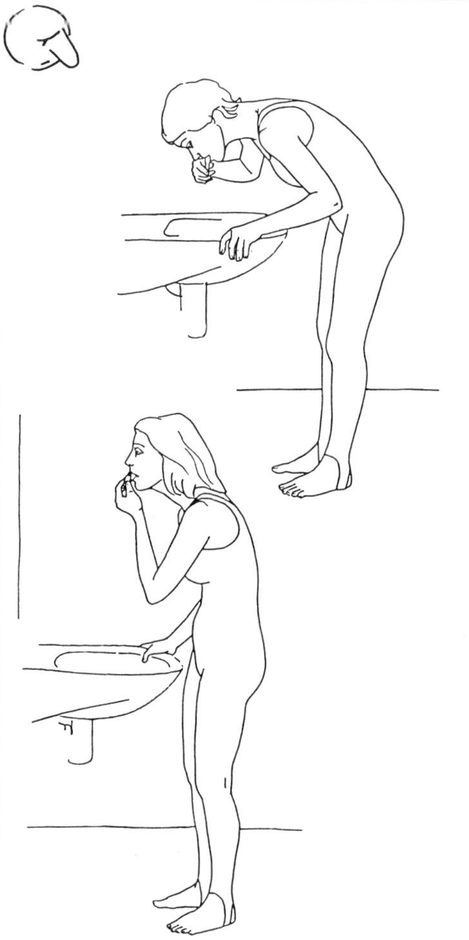

8.4.3. Was muß hier korrigiert werden?

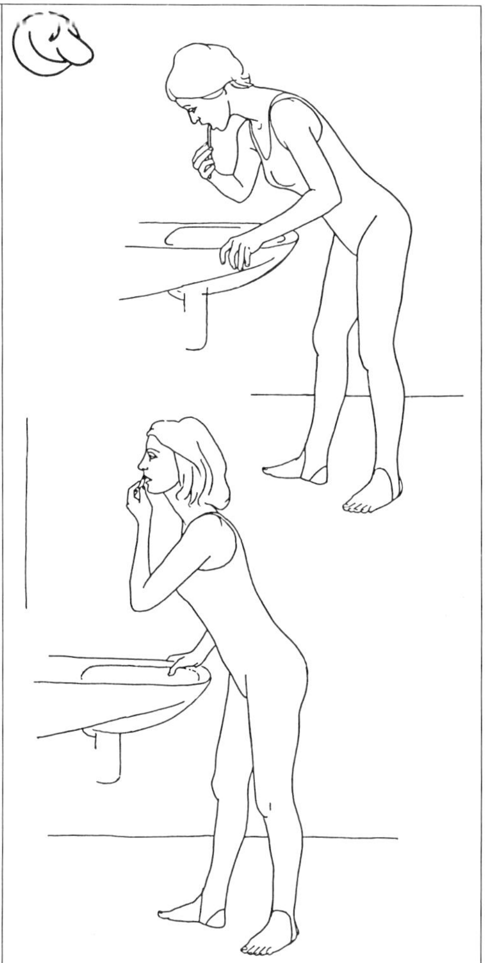

8.4.4. Welche Korrekturen machen mir bei dieser Tätigkeit noch Mühe?

Notizen

Beine in Grätschstellung, das eine Bein rückwärts als Gegengewicht, das andere Bein nach vorn, eventuell im Kniegelenk leicht eingeknickt.

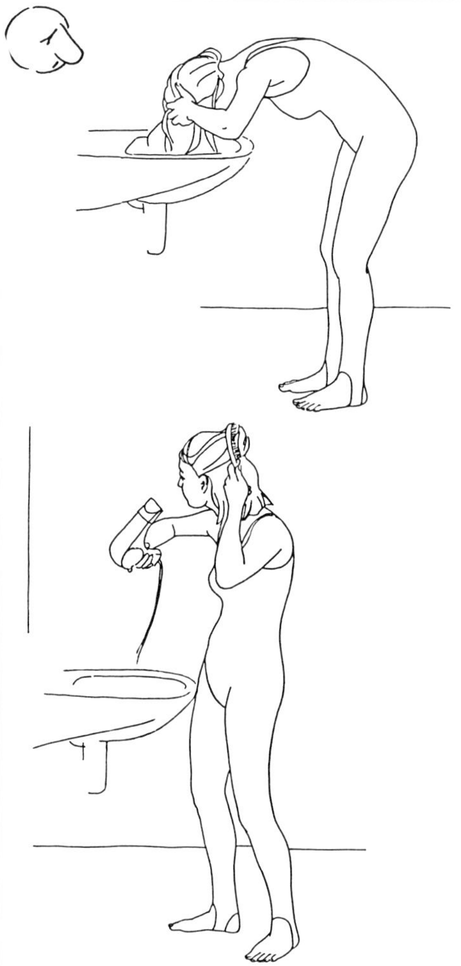

8.4.5. Was muß hier korrigiert werden?

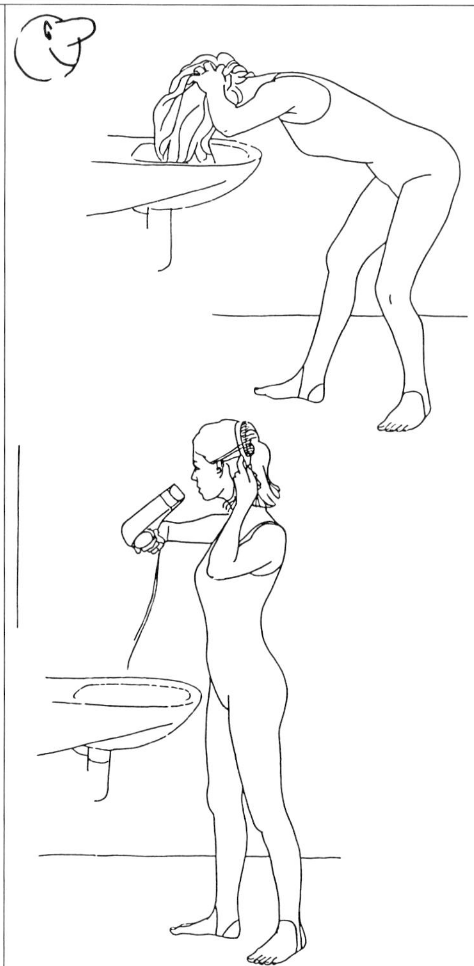

8.4.6. Welche Korrekturen machen mir bei dieser Tätigkeit noch Mühe?

Notizen

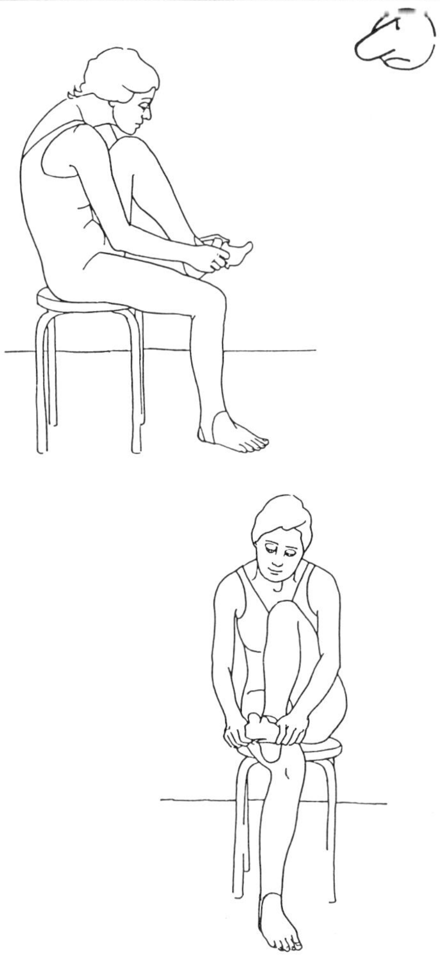

8.4.7. Was muß hier korrigiert werden?

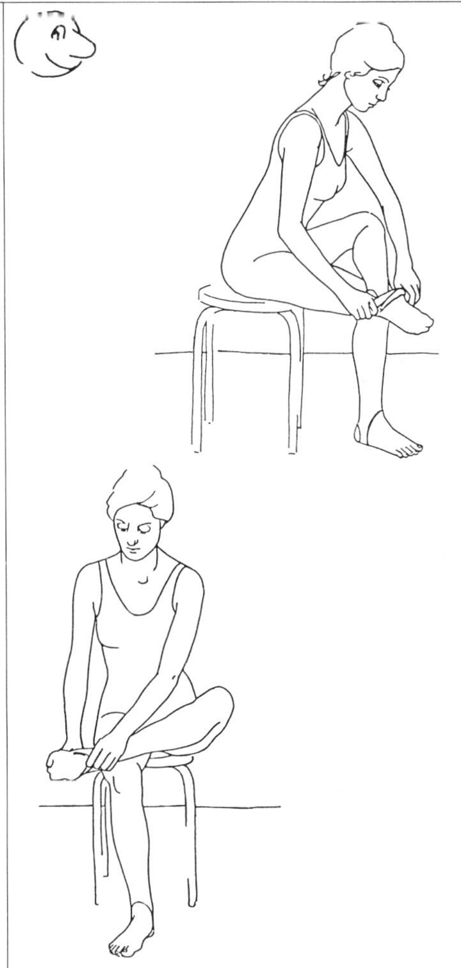

8.4.8. Welche Korrekturen machen mir bei dieser Tätigkeit noch Mühe?

Notizen

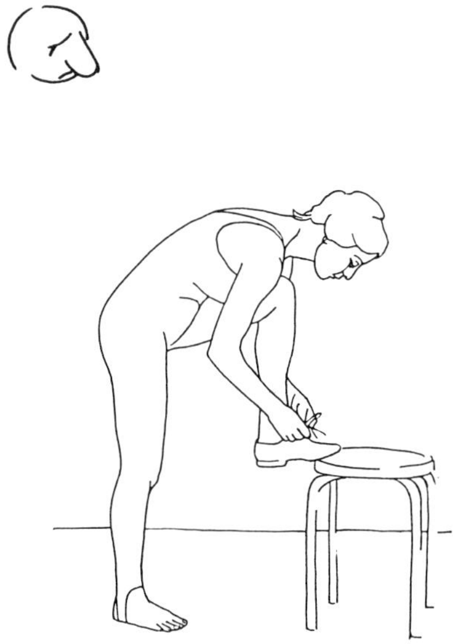

8.4.9. Was muß hier korrigiert werden?

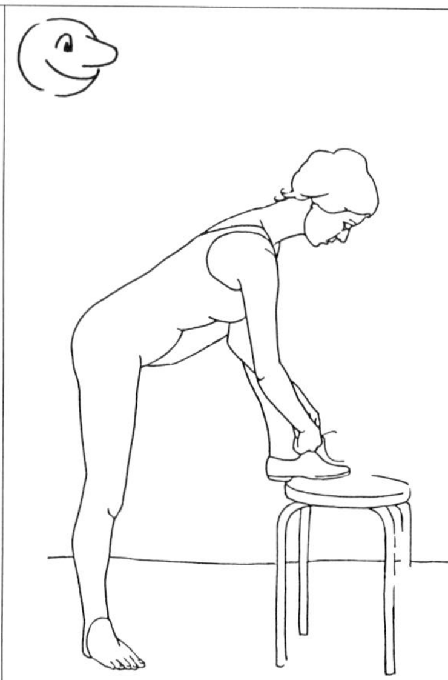

8.4.10. Welche Korrekturen machen mir bei dieser Tätigkeit noch Mühe?

Notizen

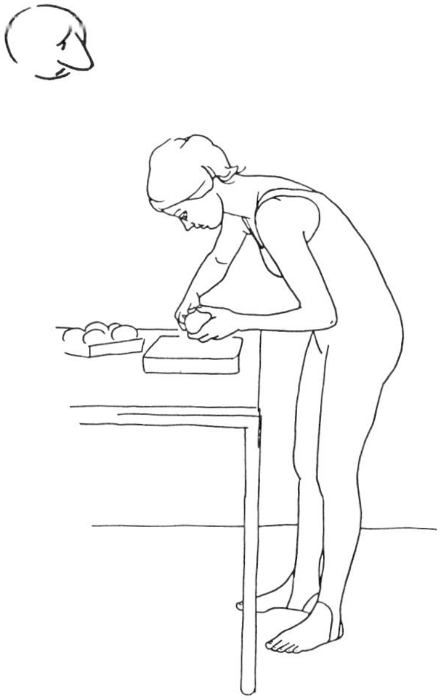

8.5.1. *Was muß hier korrigiert werden?*

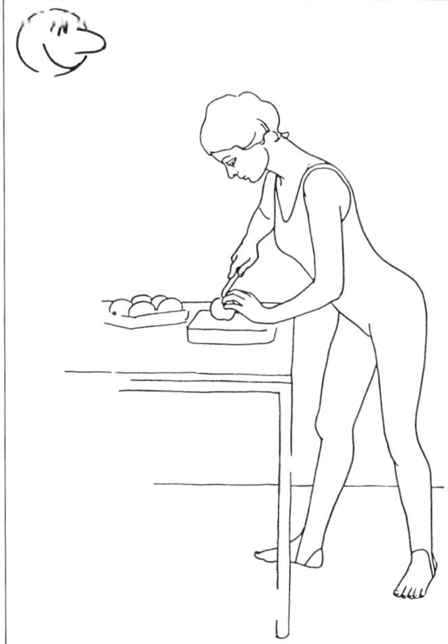

8.5.2. Welche Korrekturen machen mir bei dieser Tätigkeit noch Mühe?

Notizen

8

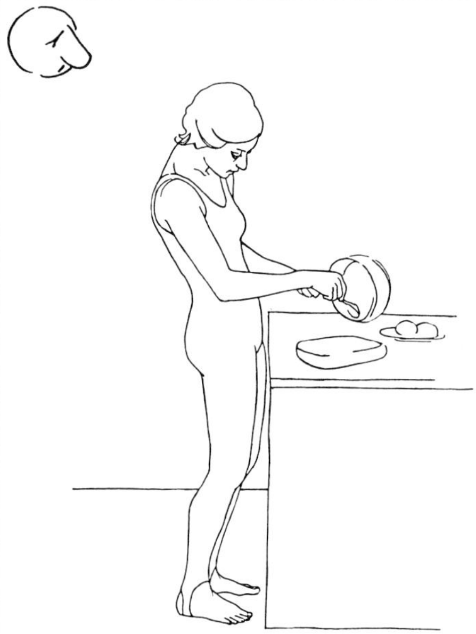

8.5.3. Was muß hier korrigiert werden?

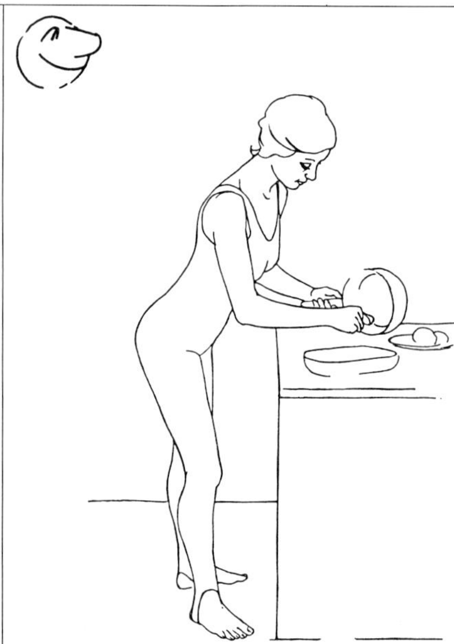

8.5.4. Welche Korrekturen machen mir bei dieser Tätigkeit noch Mühe?

Notizen

zu 8.5.3:
Der Stamm ist verdrillt, die Brustwirbelsäule ist nach vorn gekrümmt, das Brustbein wird durch die Schlüsselbeine stark belastet, der Körper neigt nach hinten, die Hohlkrümmung zwischen Brustwirbelsäule und Lendenwirbelsäule fehlt, die Krümmung findet sich nur im Bereich der Lendenwirbelsäule, das Becken ist aufgerichtet, der ganze Körper kippt nach hinten und muß durch die Beinstrecker gehalten werden.

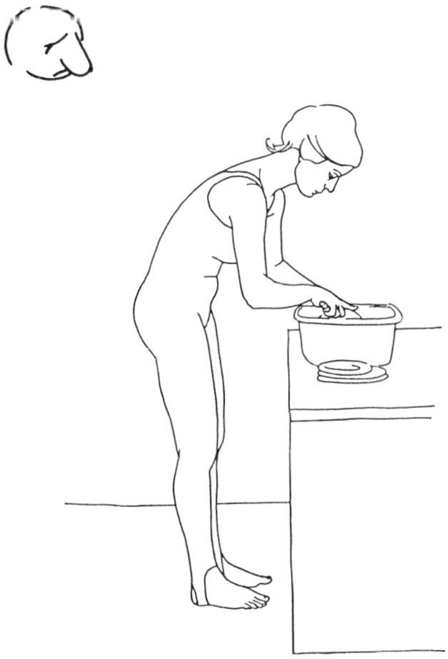

8.5.5. Was muß hier korrigiert werden?

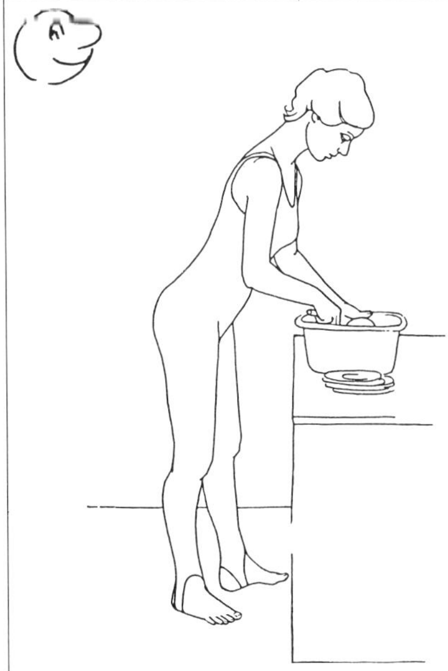

8.5.6. Welche Korrekturen machen mir bei dieser Tätigkeit noch Mühe?

Notizen

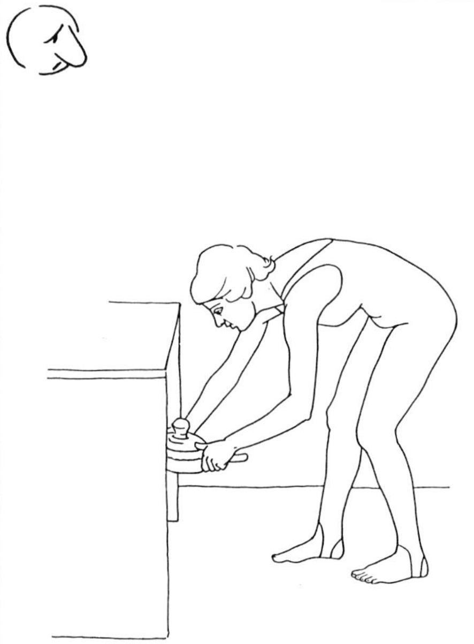

8.5.7. Was muß hier korrigiert werden?

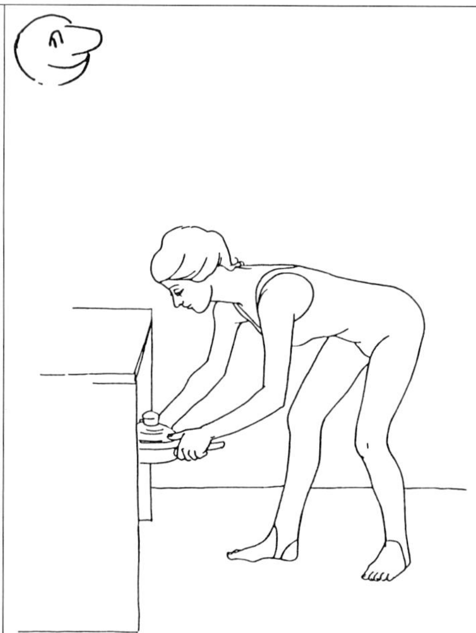

8.5.8. Welche Korrekturen machen mir bei dieser Tätigkeit noch Mühe?

Notizen

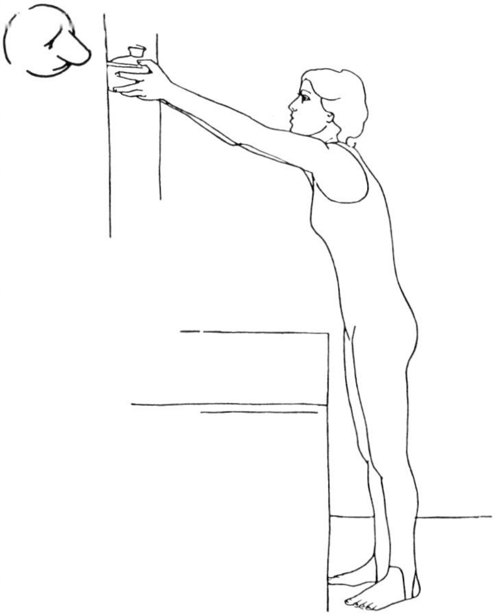

8.5.9. Was muß hier korrigiert werden?

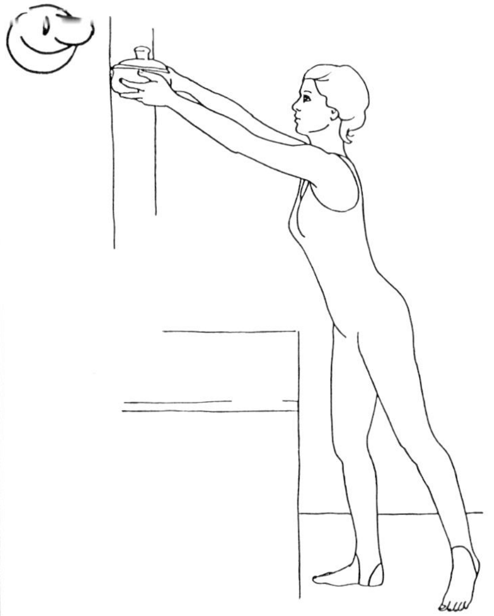

8.5.10. Welche Korrekturen machen mir bei dieser Tätigkeit noch Mühe?

Notizen

8

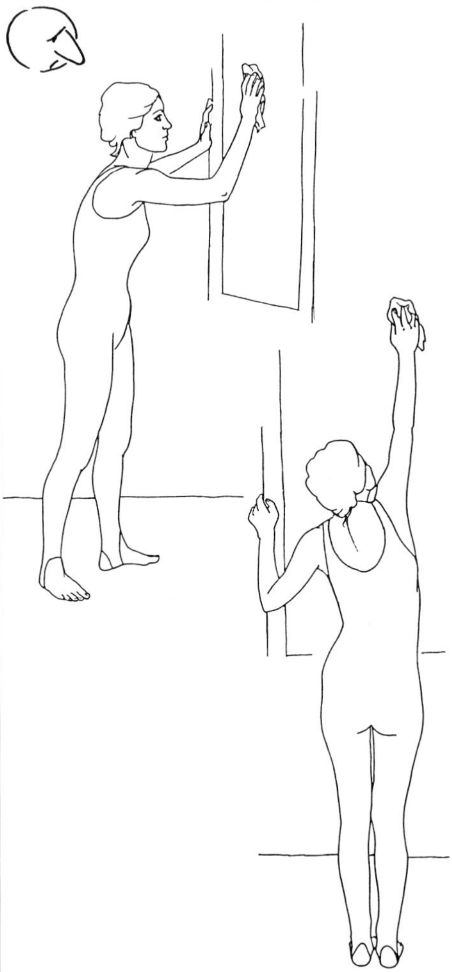

8.5.11. Was muß hier korrigiert werden?

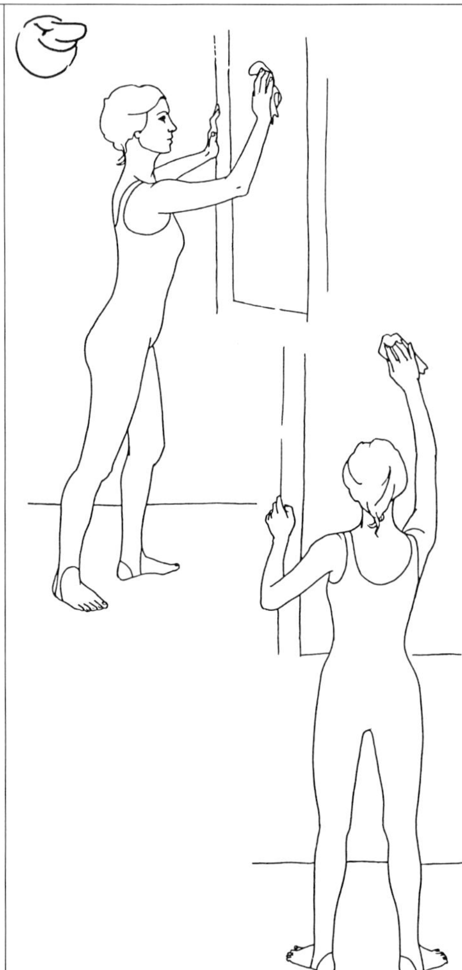

8.5.12. Welche Korrekturen machen mir bei dieser Tätigkeit noch Mühe?

Notizen

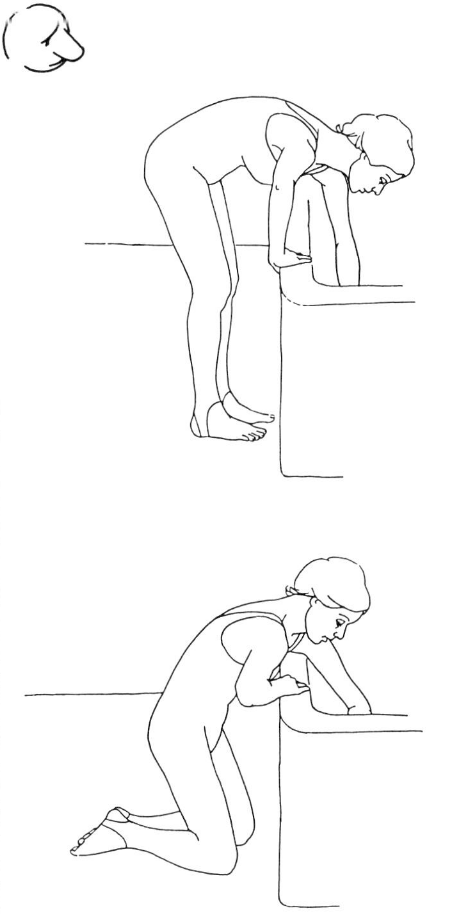

8.5.13. Was muß hier korrigiert werden?

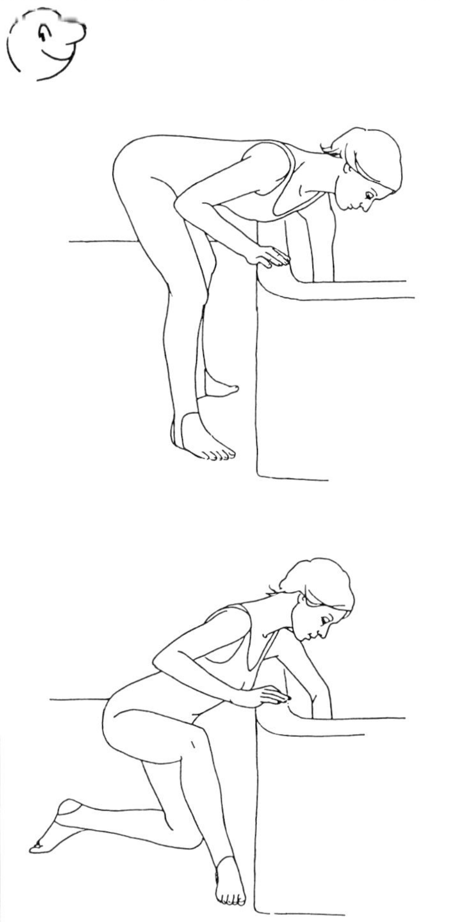

8.5.14. Welche Korrekturen machen mir bei dieser Tätigkeit noch Mühe?

Notizen

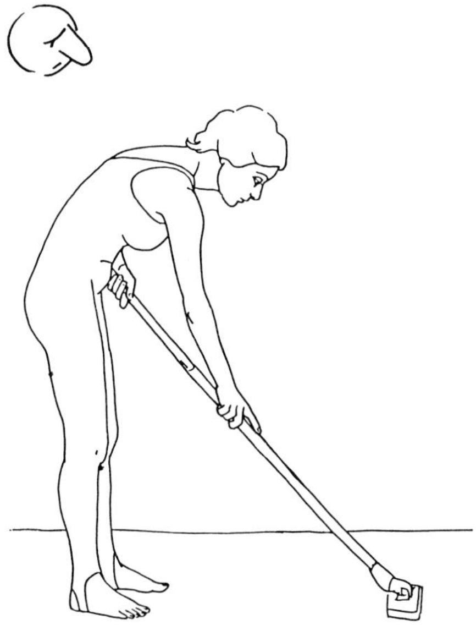

8.5.15. Was muß hier korrigiert werden?

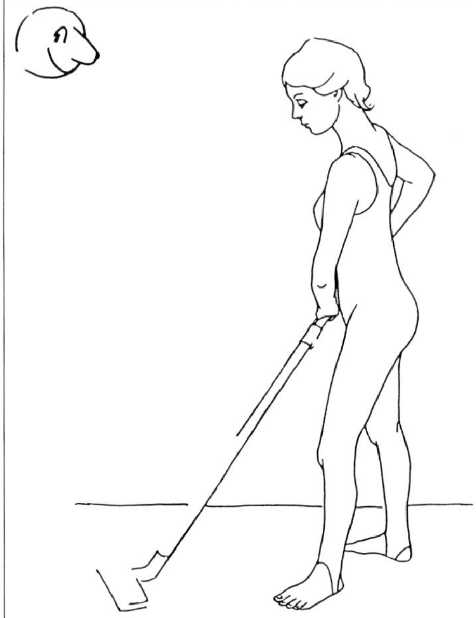

8.5.16. Welche Korrekturen machen mir bei dieser Tätigkeit noch Mühe?

Notizen

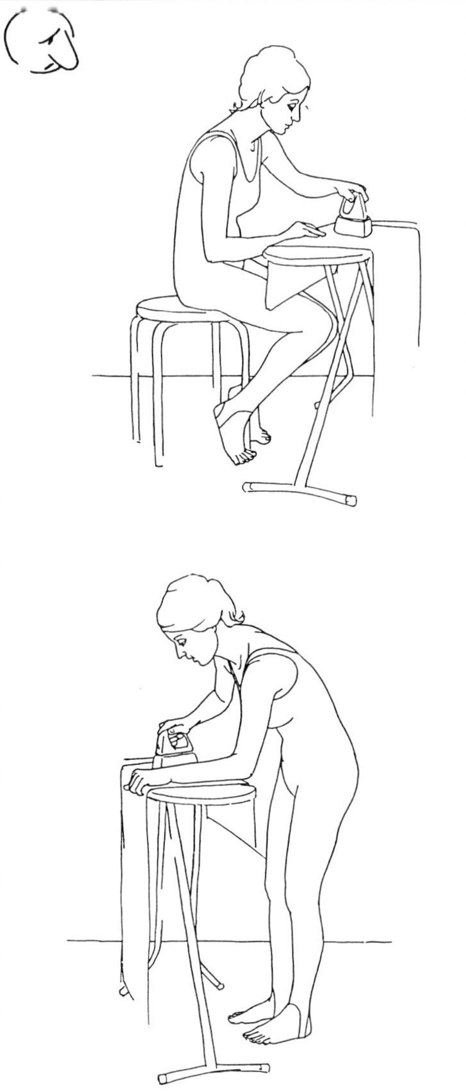

8.5.17. Was muß hier korrigiert werden?

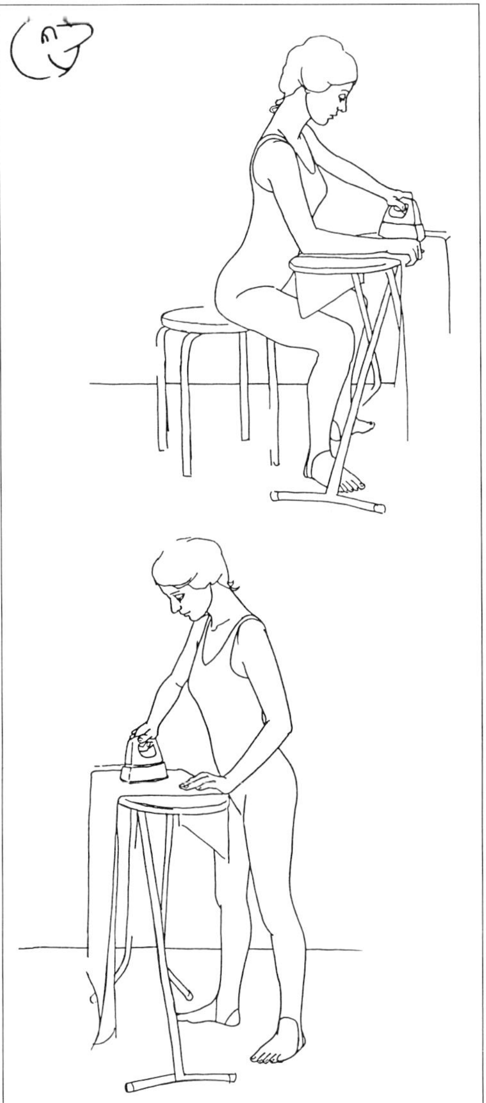

8.5.18. Welche Korrekturen machen mir bei dieser Tätigkeit noch Mühe?

Notizen

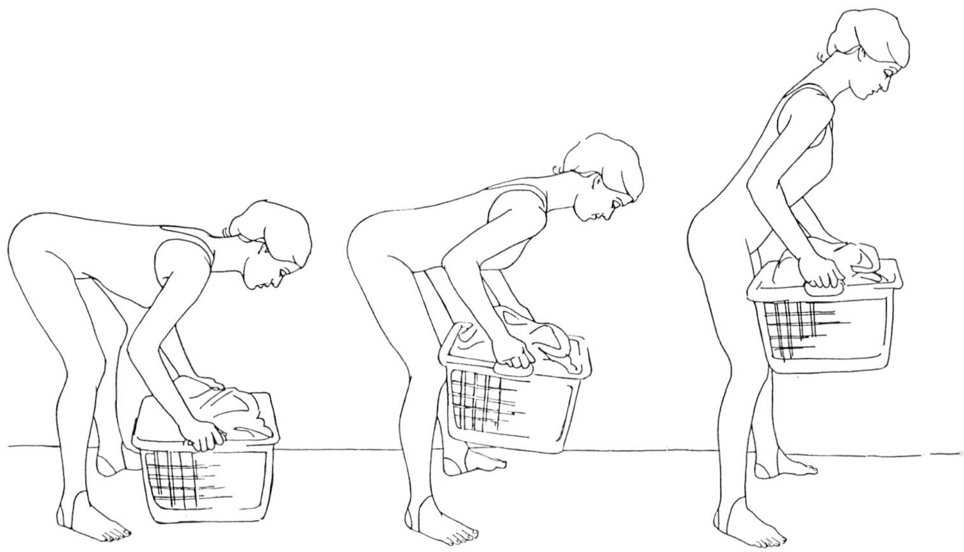

8.5.19. Welche Korrekturen machen mir bei dieser Tätigkeit noch Mühe?

Notizen

Heben von Lasten stets breitbeinig in den Kniegelenken gebeugt (Grätschstellung!).
Oben: Anheben des Wäschekorbes mittels Beugen der Arme (wenig ökonomisch).
Unten: Anheben des Wäschekorbes mittels Verlagerung des Gesäßes und Strecken der Beine (ökonomischer, weil die Beine kräftiger sind).

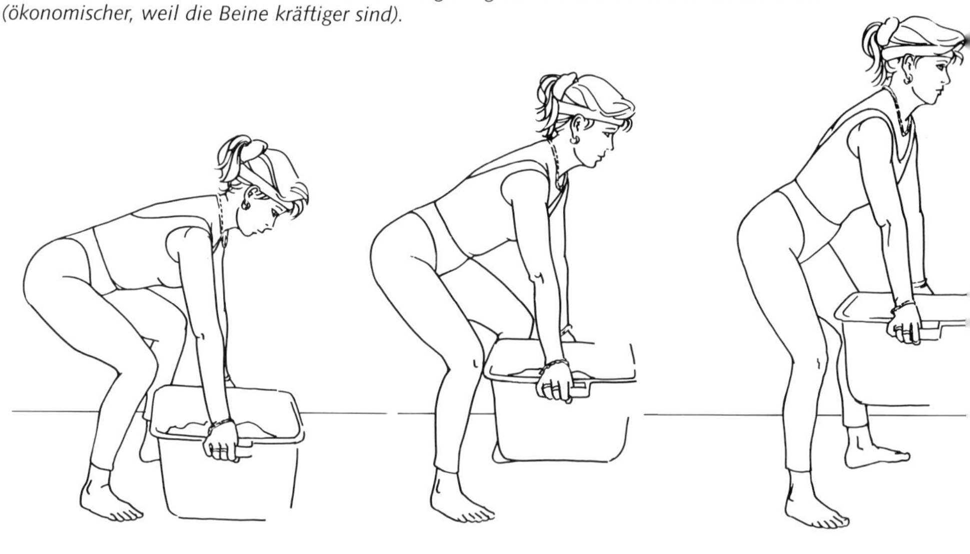

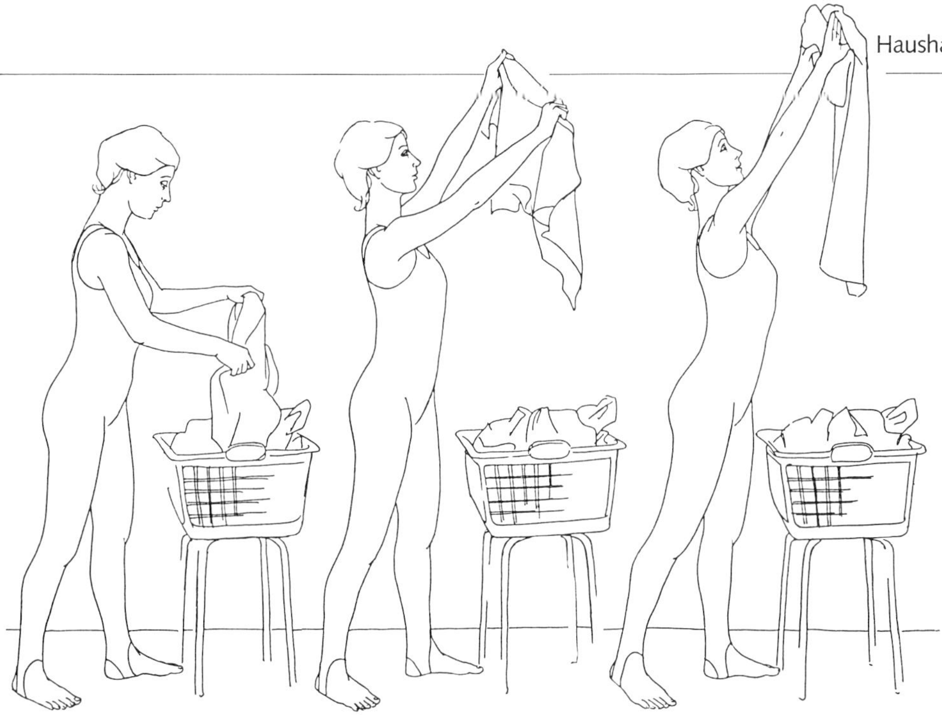

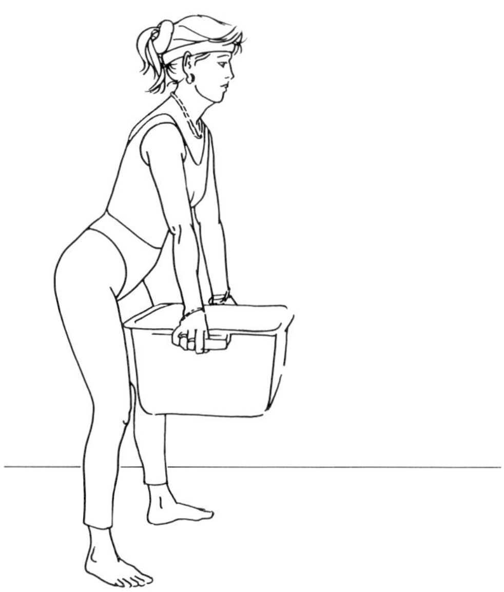

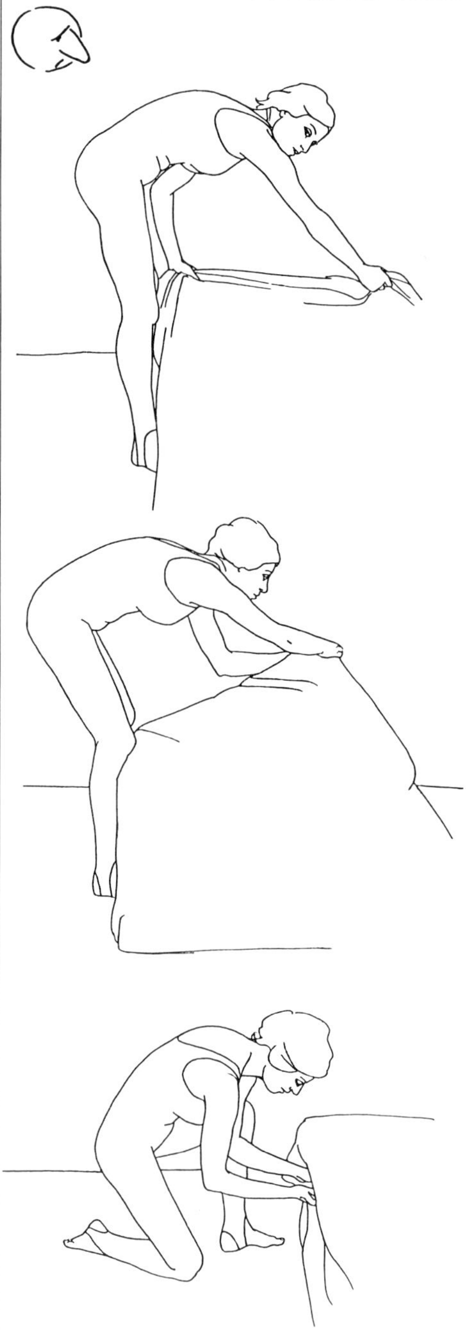

8.5.20. Was muß hier korrigiert werden?

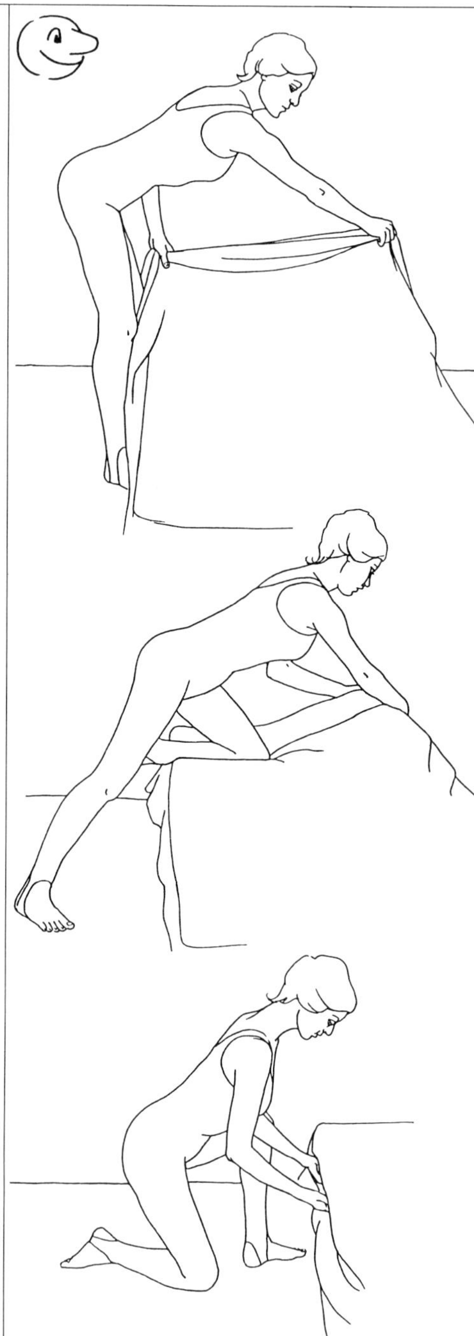

8.5.21. Welche Korrekturen machen mir bei dieser Tätigkeit noch Mühe?

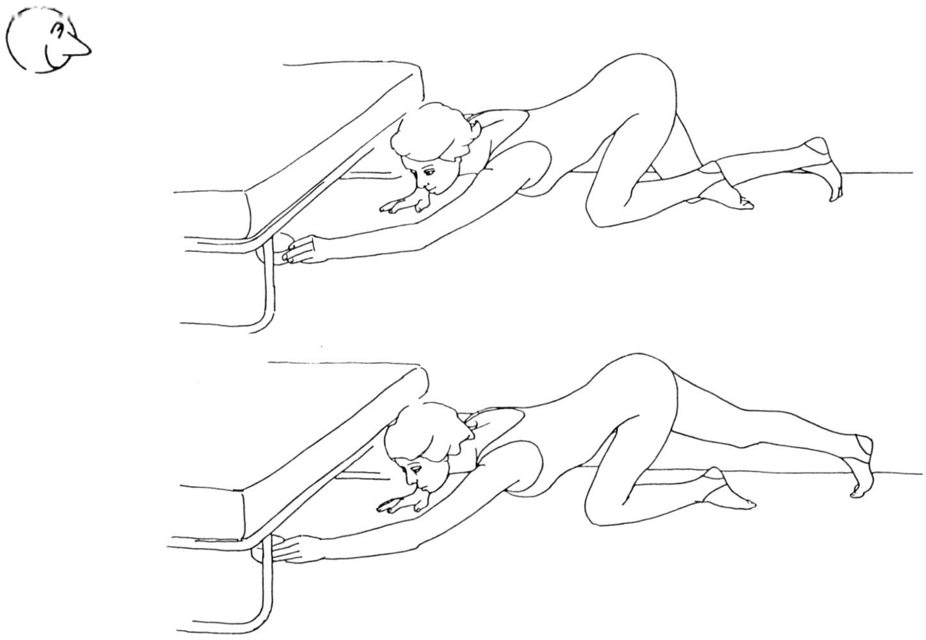

8.5.22. Welche Korrekturen machen mir bei dieser Tätigkeit noch Mühe?

Notizen

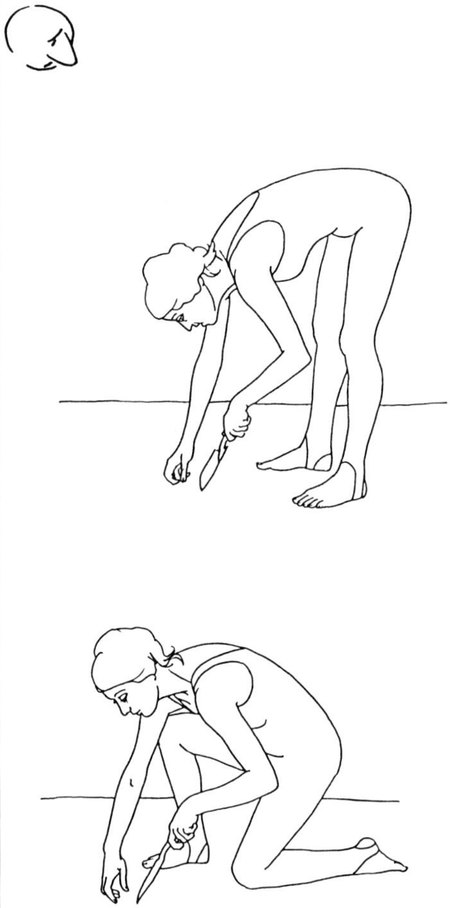

8.6.1. Was muß hier korrigiert werden?

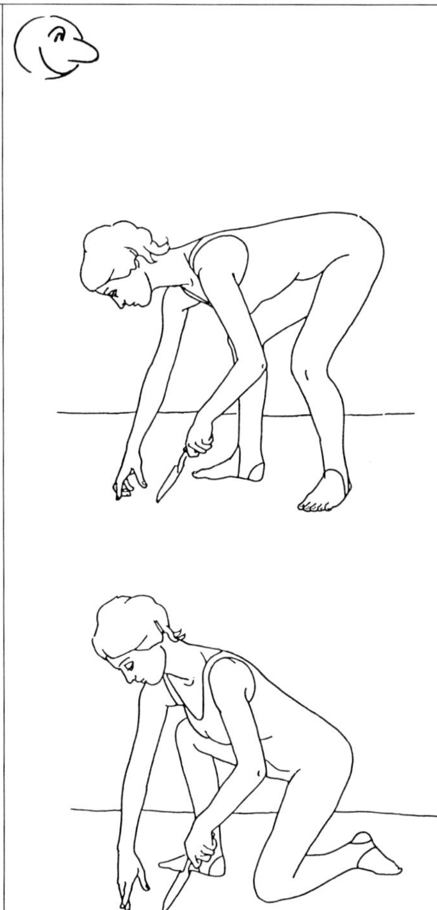

8.6.2. Welche Korrekturen machen mir bei dieser Tätigkeit noch Mühe?

Notizen

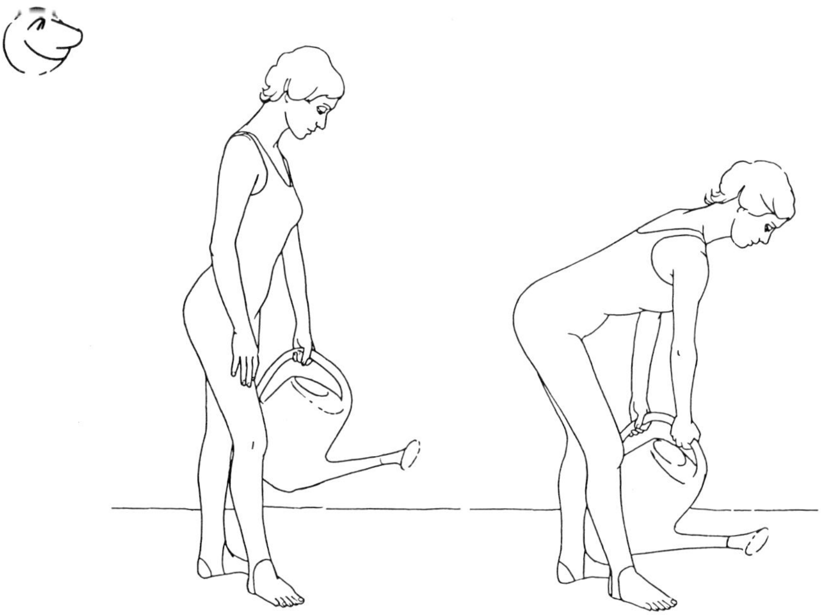

8.6.3. Welche Korrekturen machen mir bei dieser Tätigkeit noch Mühe?

Notizen

8

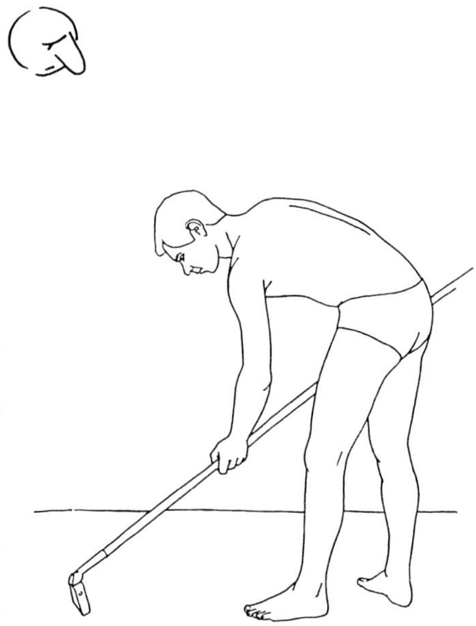

8.6.4. Was muß hier korrigiert werden?

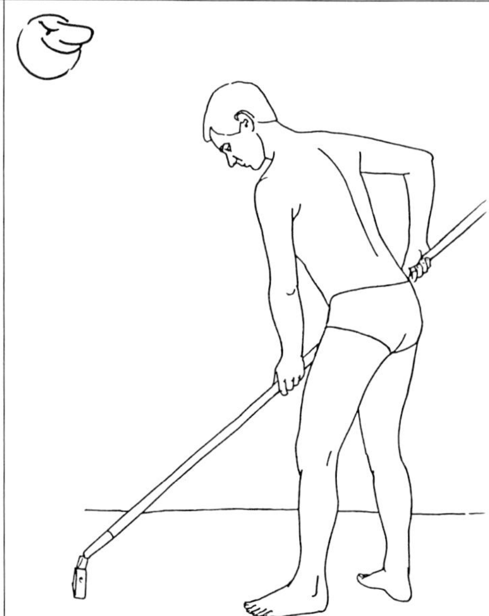

8.6.5. Welche Korrekturen machen mir bei dieser Tätigkeit noch Mühe?

Notizen

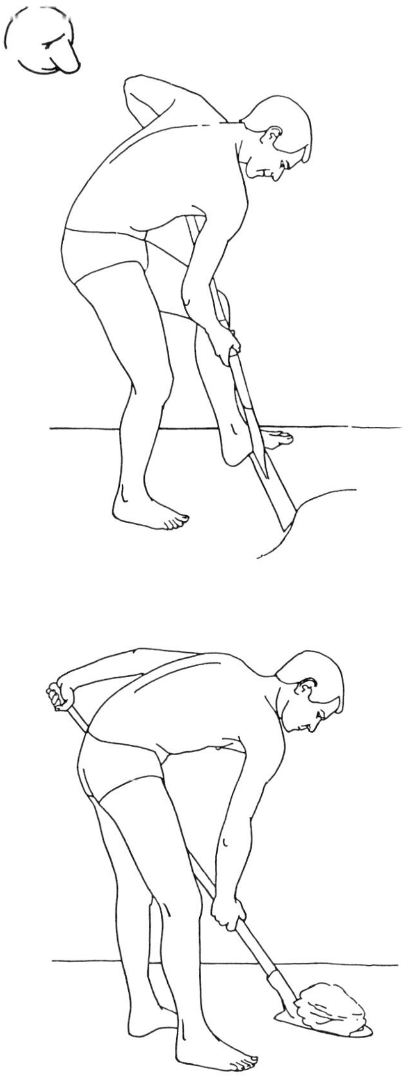

8.6.6. Was muß hier korrigiert werden?

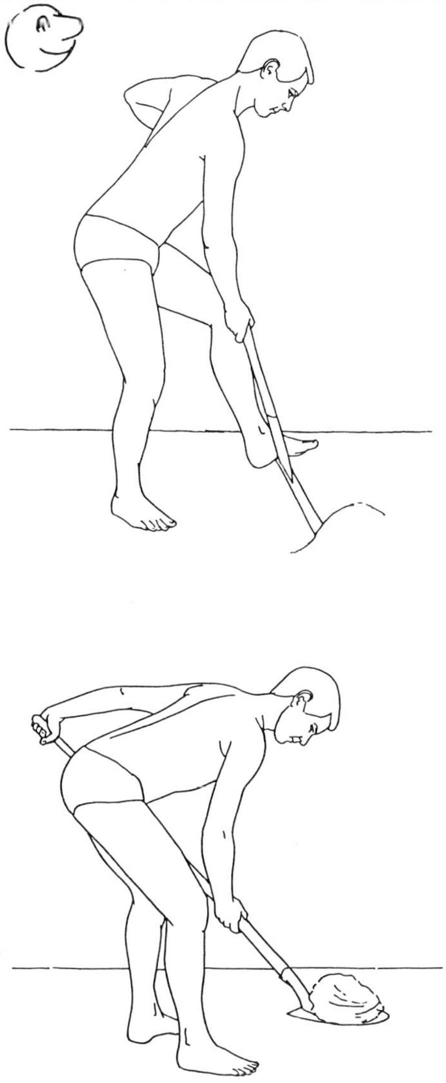

8.6.7. Welche Korrekturen machen mir bei dieser Tätigkeit noch Mühe?

Notizen

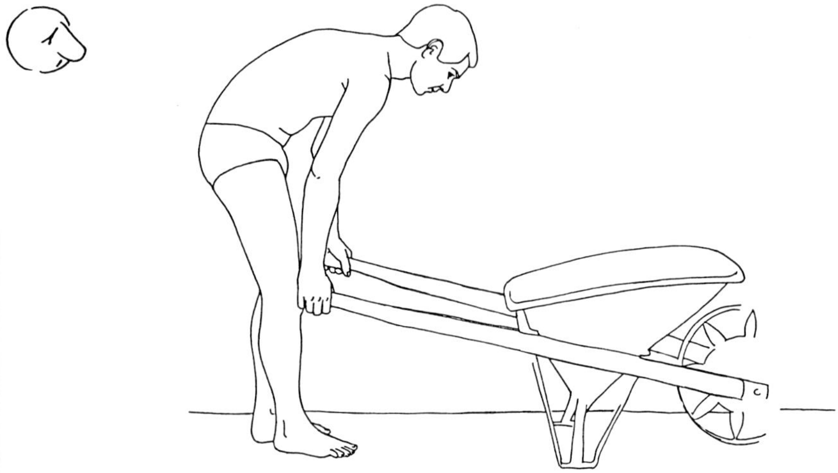

8.6.8. Was muß hier korrigiert werden?

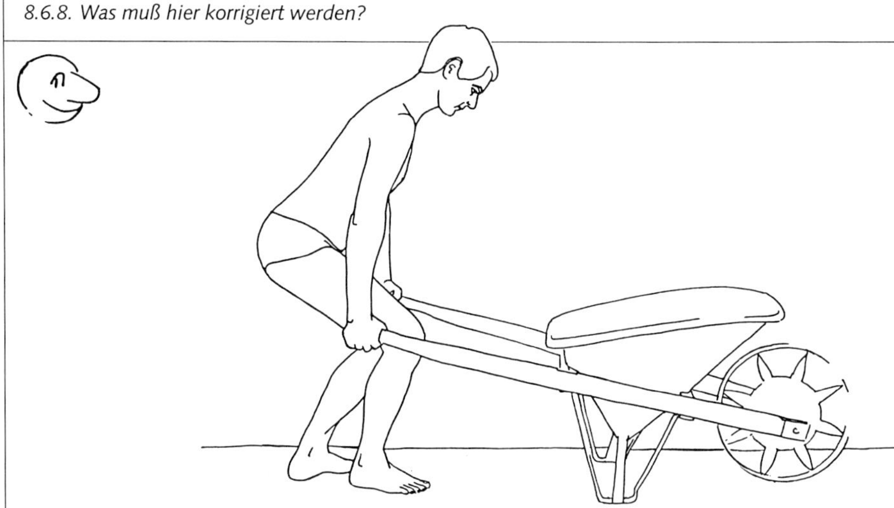

8.6.9. Welche Korrekturen machen mir bei dieser Tätigkeit noch Mühe?

Notizen

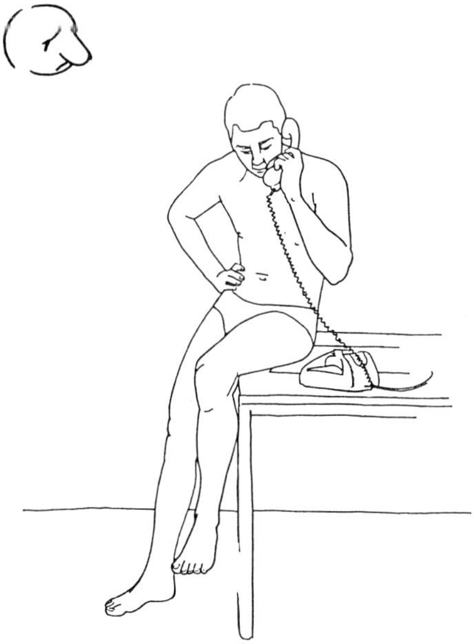

8.7.1. Was muß hier korrigiert werden?

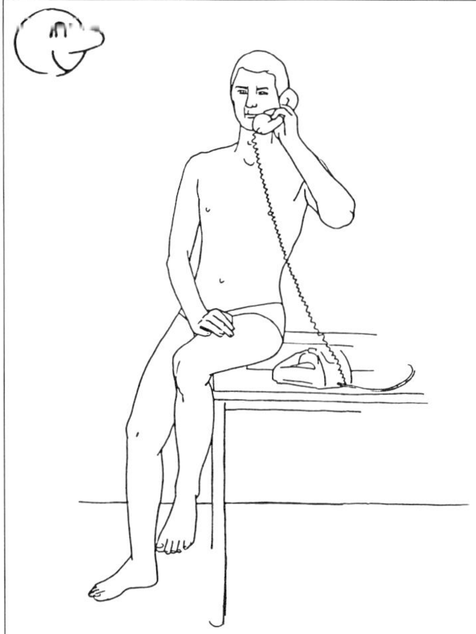

8.7.2. Welche Korrekturen machen mir bei dieser Tätigkeit noch Mühe?

Notizen

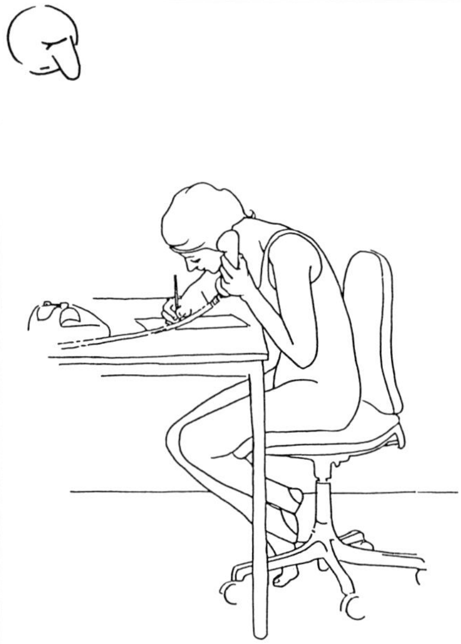

8.7.3. Was muß hier korrigiert werden?

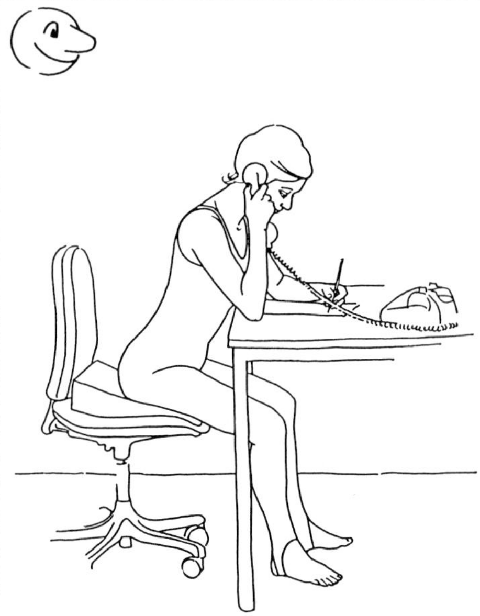

8.7.4. Welche Korrekturen machen mir bei dieser Tätigkeit noch Mühe?

Notizen

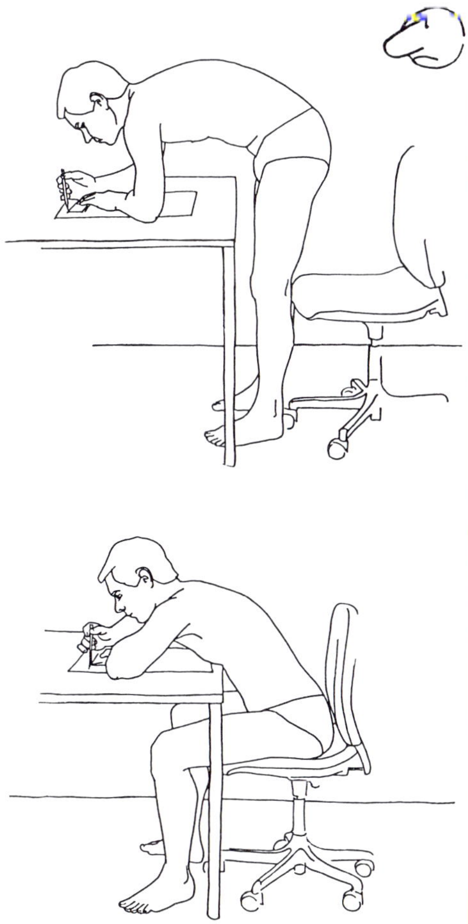

8.7.5. Was muß hier korrigiert werden?

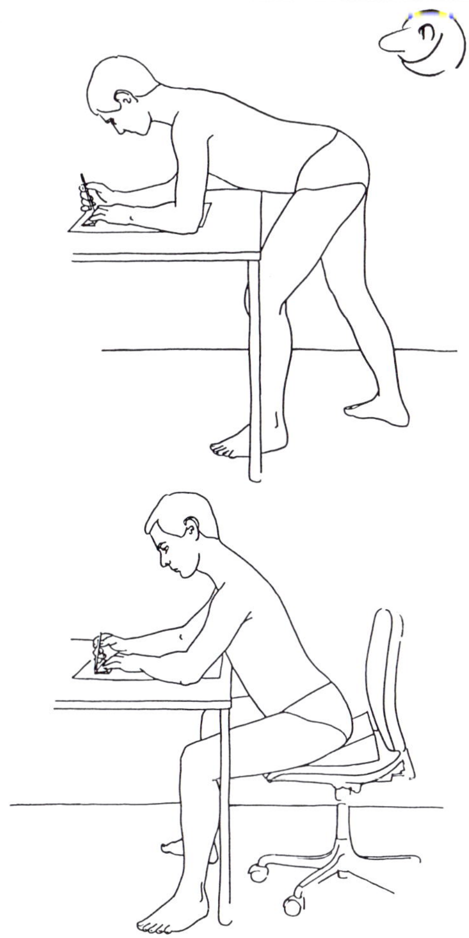

8.7.6. Welche Korrekturen machen mir bei dieser Tätigkeit noch Mühe?

Notizen

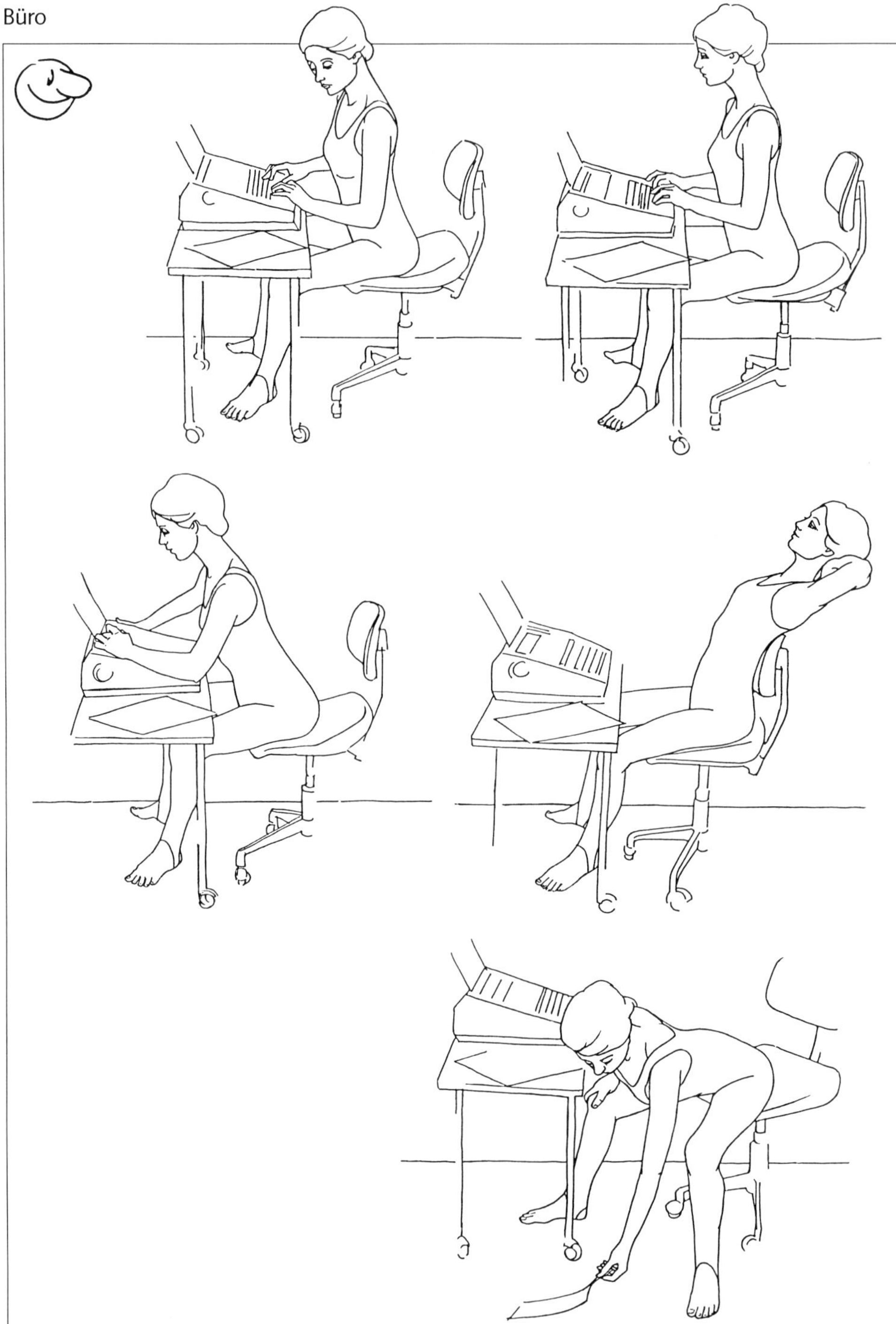

8.7.7.1. Welche Korrekturen machen mir bei dieser Tätigkeit noch Mühe?

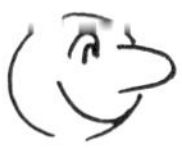

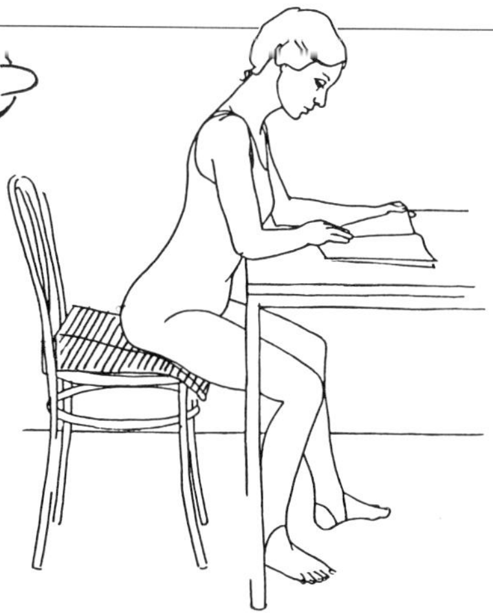

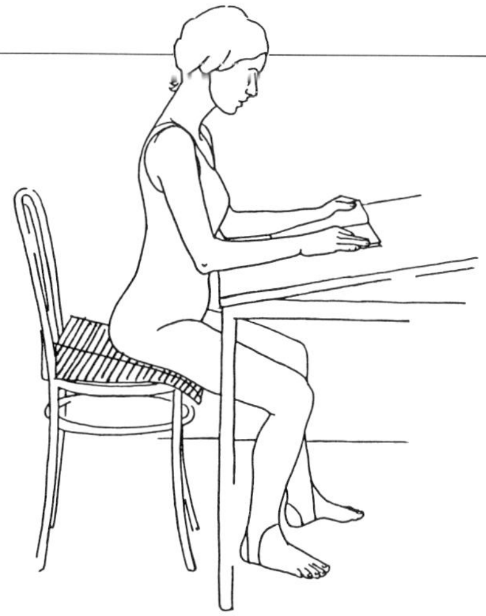

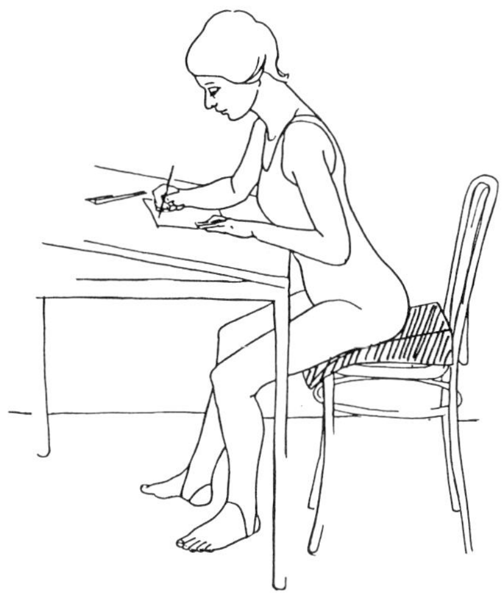

8.7.7.2. Welche Korrekturen machen mir bei dieser Tätigkeit noch Mühe?

Notizen

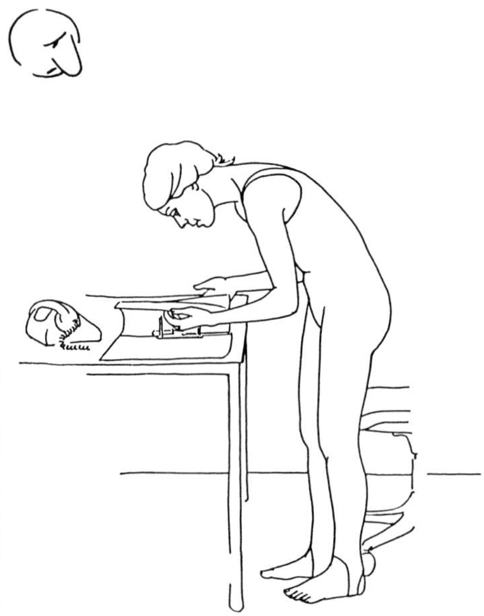

8.7.8. Was muß hier korrigiert werden?

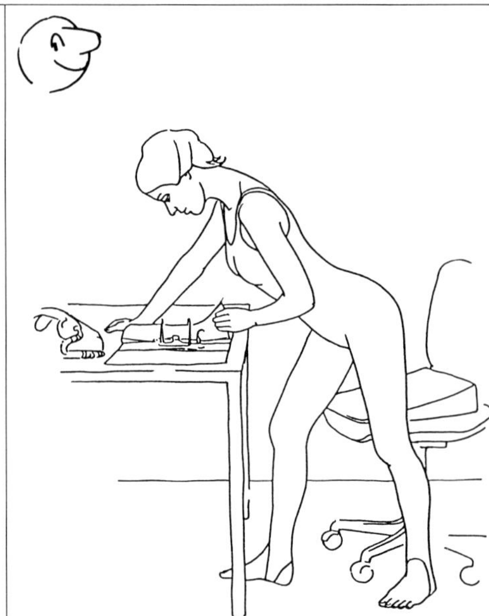

8.7.9. Welche Korrekturen machen mir bei dieser Tätigkeit noch Mühe?

Notizen

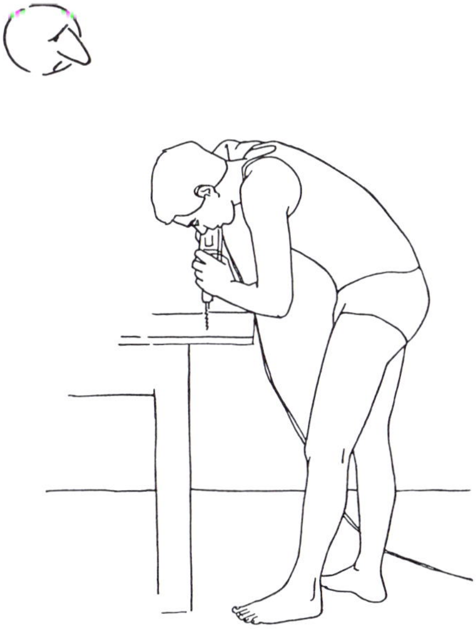

8.8.1. *Was muß hier korrigiert werden?*

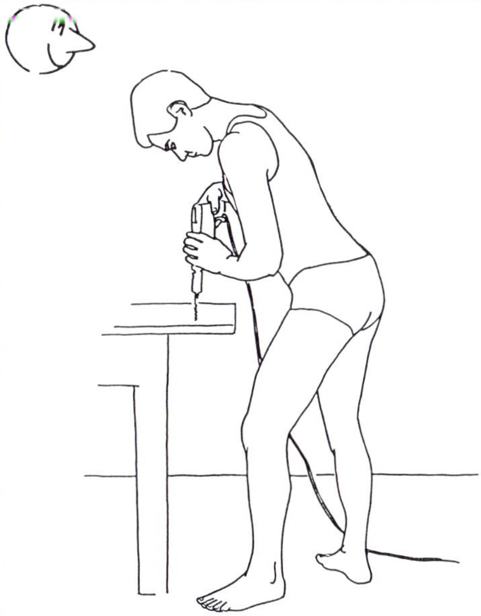

8.8.2. *Welche Korrekturen machen mir bei dieser Tätigkeit noch Mühe?*

Notizen

8

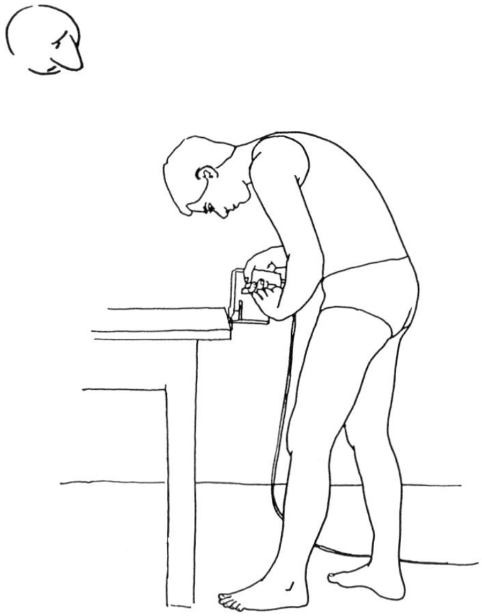

8.8.3. Was muß hier korrigiert werden?

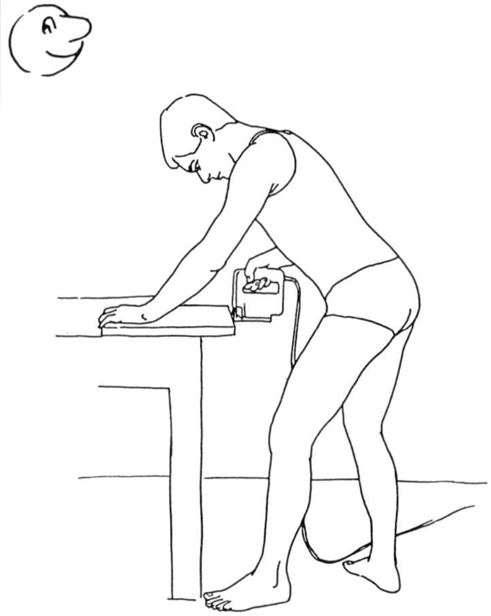

8.8.4. Welche Korrekturen machen mir bei dieser Tätigkeit noch Mühe?

Notizen

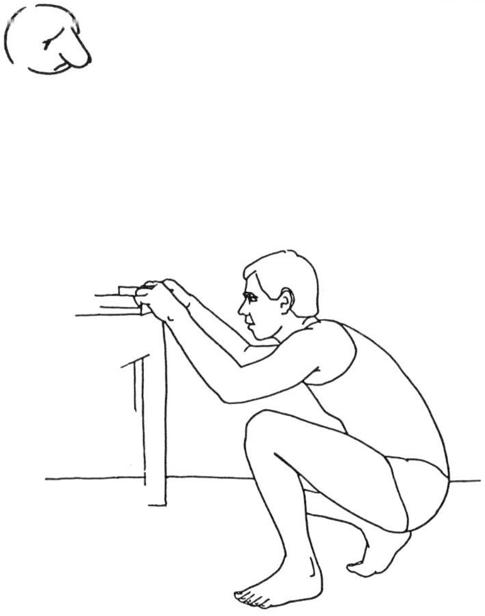

8.8.5. Was muß hier korrigiert werden?

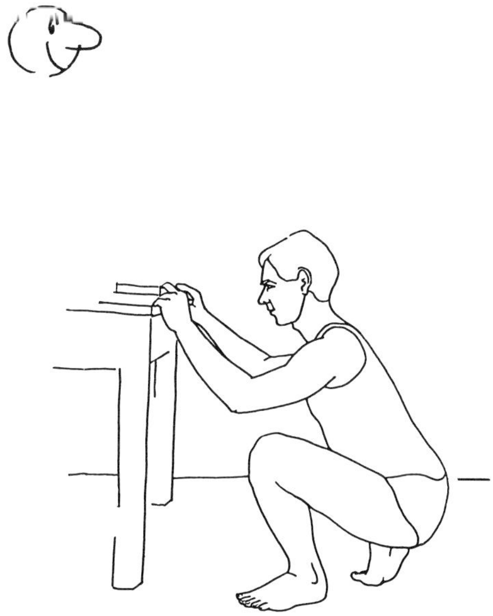

8.8.6. Welche Korrekturen machen mir bei dieser Tätigkeit noch Mühe?

Notizen

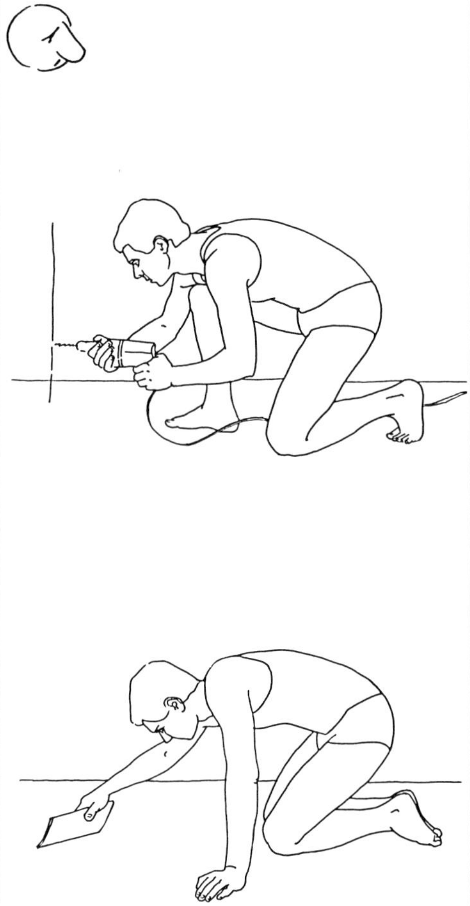

8.8.7. Was muß hier korrigiert werden?

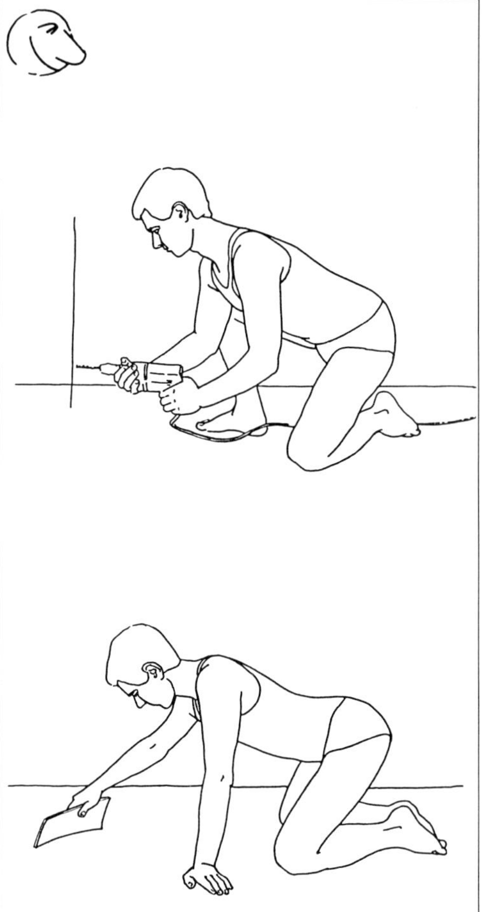

8.8.8. Welche Korrekturen machen mir bei dieser Tätigkeit noch Mühe?

Notizen

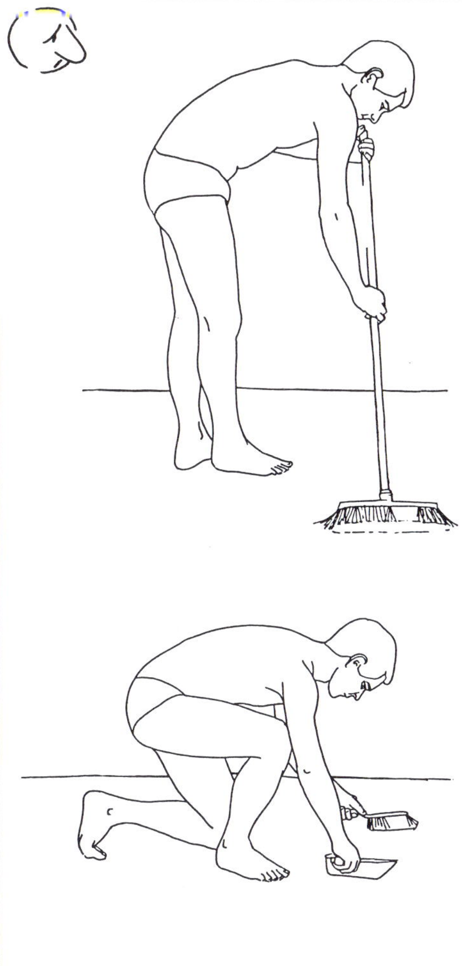

8.8.9. *Was muß hier korrigiert werden?*

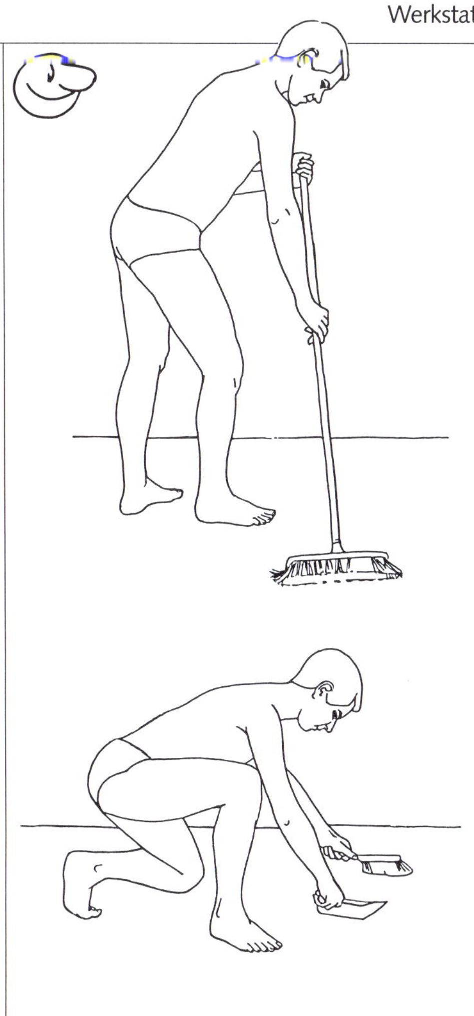

8.8.10. *Welche Korrekturen machen mir bei dieser Tätigkeit noch Mühe?*

Notizen

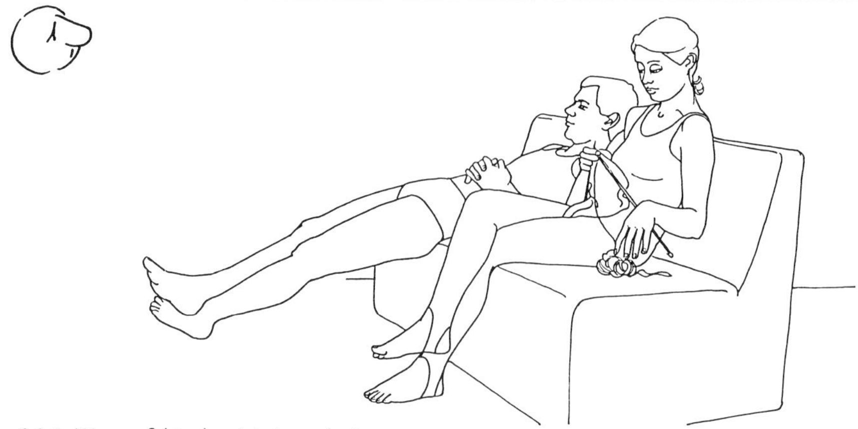

8.9.1. Was muß hier korrigiert werden?

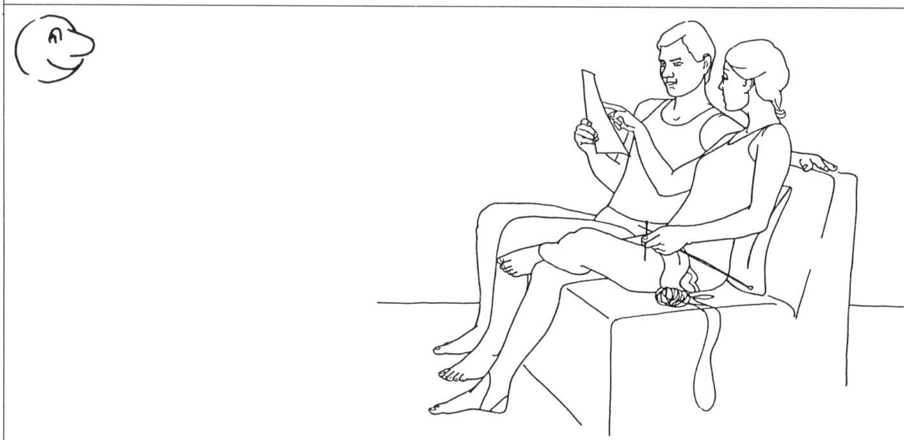

8.9.2. Welche Korrekturen machen mir bei dieser Tätigkeit noch Mühe?

Notizen

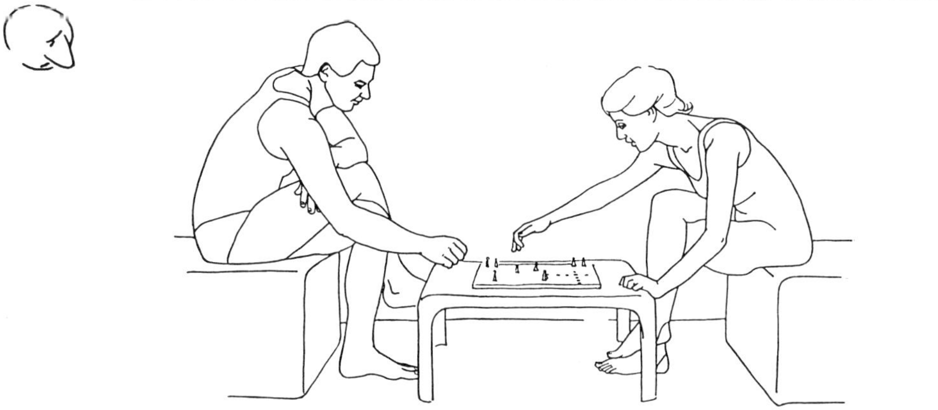

8.9.3. Was muß hier korrigiert werden?

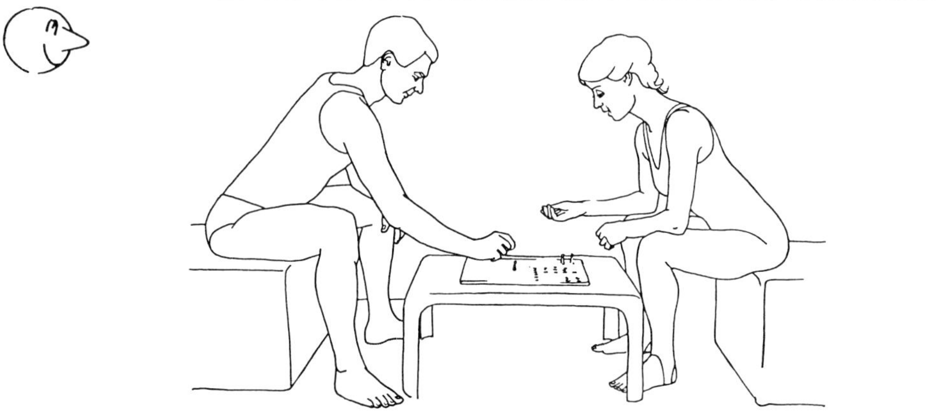

8.9.4. Welche Korrekturen machen mir bei dieser Tätigkeit noch Mühe?

Notizen

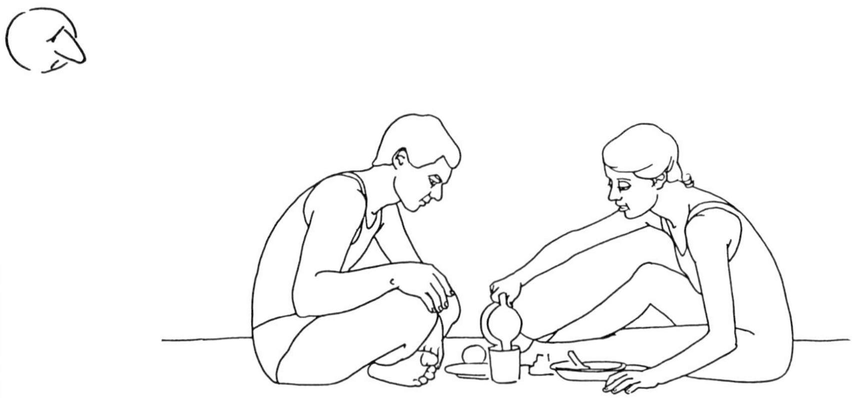

8.9.5. Was muß hier korrigiert werden?

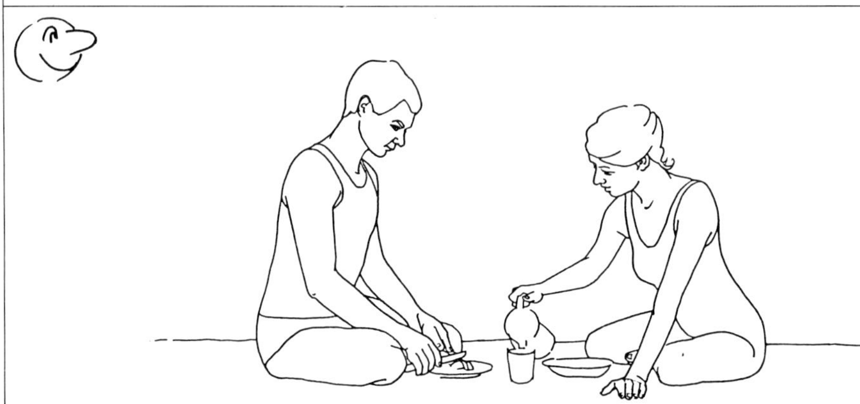

8.9.6. Welche Korrekturen machen mir bei dieser Tätigkeit noch Mühe?

Notizen

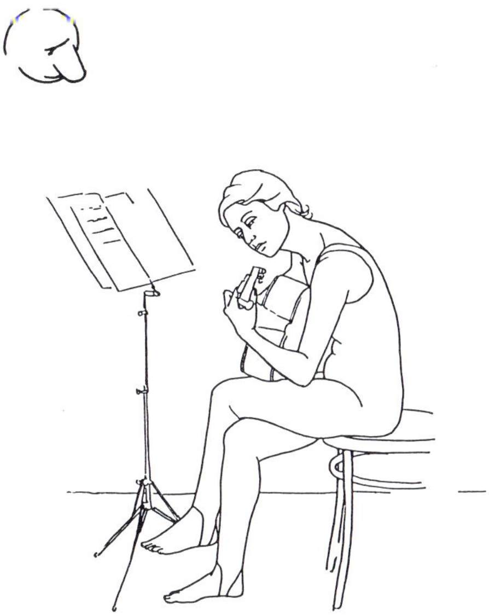

8.9.7. Was muß hier korrigiert werden?

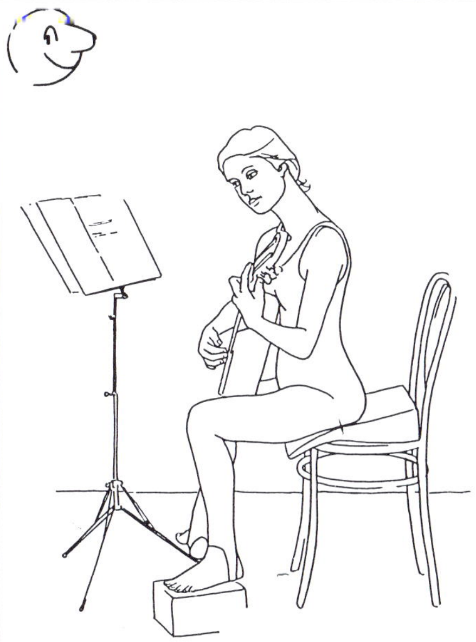

8.9.8. Welche Korrekturen machen mir bei dieser Tätigkeit noch Mühe?

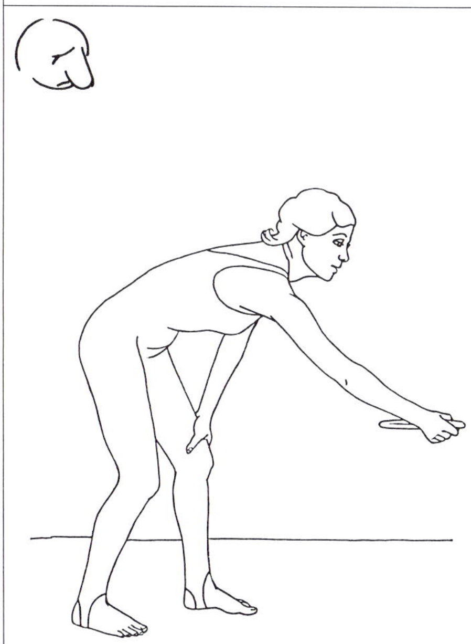

8.9.9. Was muß hier korrigiert werden?

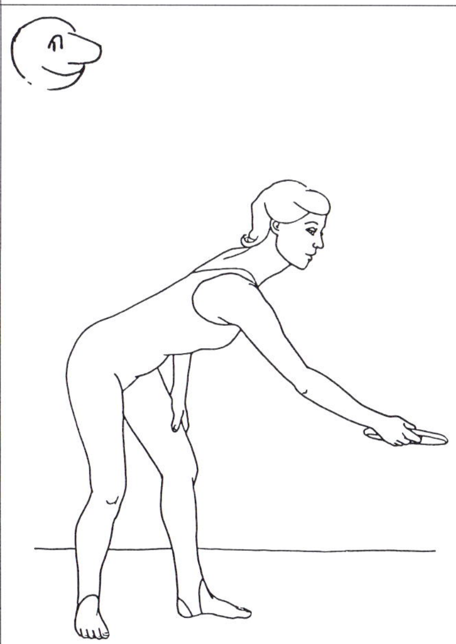

8.9.10. Welche Korrekturen machen mir bei dieser Tätigkeit noch Mühe?

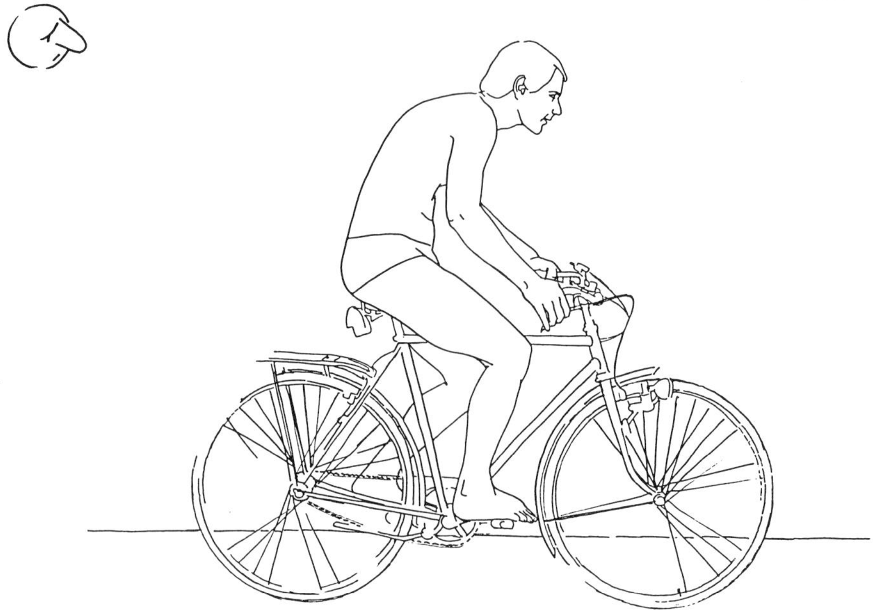

8.9.11. Was muß hier korrigiert werden?

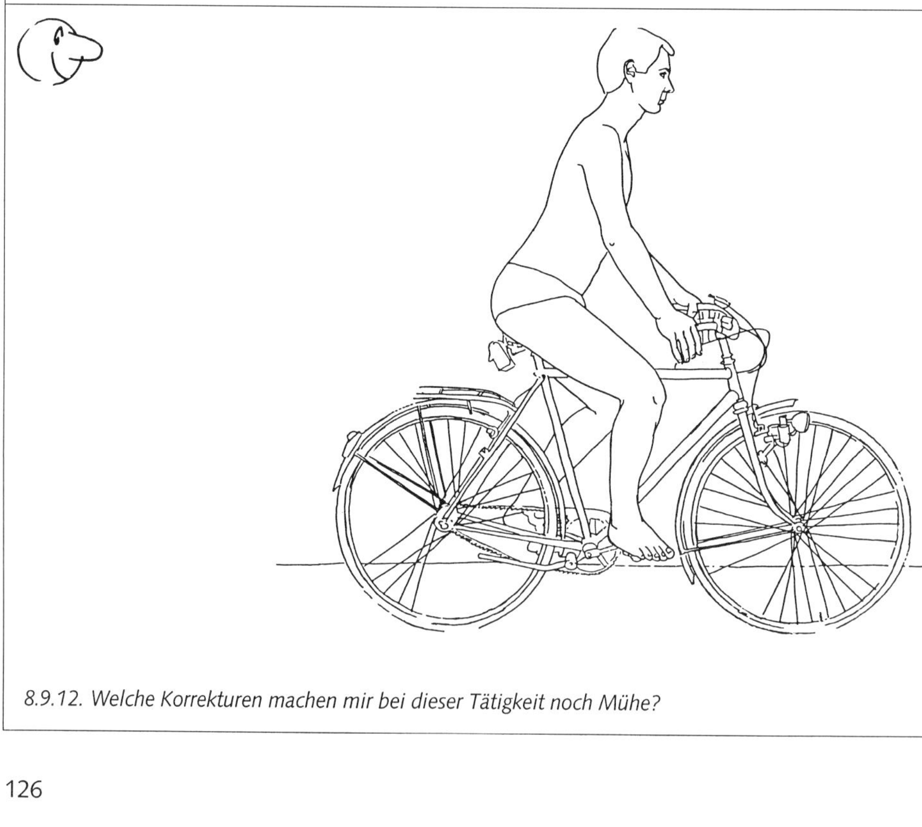

8.9.12. Welche Korrekturen machen mir bei dieser Tätigkeit noch Mühe?

9. Turnübungen zur Wiederherstellung und Bewahrung der gesunden Körperhaltung

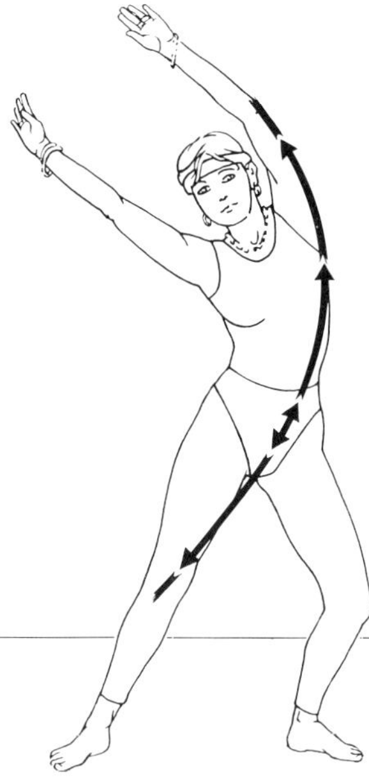

Ursachen der Behinderungen der Körperhaltungen und Bewegungen

Erste Regel = Hauptregel: Mangel an Bewegung

Der Feind der Muskeln, der Gelenke und der Wirbelsäule ist der Mangel an ausgleichender Bewegung. Der Körper paßt sich an unnatürliche Körperhaltungen an. Dies führt schließlich zur Einschränkung der Bewegungen und damit zu «Zwangshaltungen».

Zweite Regel

Zu vermeiden ist das eintönige Einnehmen einer Körperhaltung oder die eintönige Ausführung einer Bewegung bei der Arbeit, beim Sport und bei Freizeitbeschäftigungen. Sie führen zu Überforderungen der einseitig eingesetzten Muskeln. Daraus entstehen Störungen der normalen Muskelarbeit. Der Muskel, der nicht durchbewegt wird und sich deshalb nicht regelmaßig anspannt oder entspannt, verliert einen Teil seiner normalen Fähigkeit, sich voll anzuspannen und voll zu entspannen. Man spricht von einem Defizit an Einsatzfähigkeit der Muskeln oder von «Muskelkontrakturen».

Dritte Regel

Die aufrechte Körperhaltung ist natürlich. Der krumme Rücken bei der Einnahme einer krummen Körperhaltung verspannt dagegen viele Muskeln, die dem Zusammenfallen des Rückens entgegenwirken. Werden die Muskeln dabei überfordert, entstehen nicht nur «Rückenschmerzen», sondern auch andere Schmerzen im Bereich des Bewegungsapparates, die die gesunden Körperhaltungen und Bewegungen in Arm, Bein und im Nacken behindern!

Ökonomie der Muskelkräfte und Erhaltung eines leistungsfähigen und gesunden Rückens

Die krumme Körperhaltung stört in jedem Fall die Ökonomie und das gesunde Leistungsvermögen der Gewebe des Bewegungsapparates!

Vierte Regel

Nur die gesunde Körperhaltung verhindert das Auftreten von Rückenschmerzen. Weshalb Rückenschmerzen auftreten und wie sie zum Verschwinden gebracht werden können, läßt sich auch aus den folgenden Gründen erkennen:

Das Auftreten von Rückenschmerzen soll durch den ökonomischen Einsatz der Haltung und Bewegung vermieden werden.
Die Ursachen des Mangels an ökonomischem Verhalten lassen sich aus dem Mißverhältnis zwischen dem Verschleiß und dem Wiederaufbau verbrauchter Gewebe herleiten. Hierzu gehören:
Der mangelhafte ökonomische Einsatz der Muskeln, der Wirbelsäule und der Gelenke, der mangelhafte Wiederaufbau der verbrauchten Gewebe, d. h. die mangelhafte Sicherheit der geweblichen Strukturen.

Wann arbeitet der Körper ökonomisch?
Diese Frage drängt sich auf, wenn die Beanspruchungs- und Belastungsfähigkeit der Muskeln, Knochen und Gelenke überschritten wird.

Wann treten Schmerzen im Rücken, im Nacken und Kopf, in den Armen und Beinen auf?
Rücken- und andere Schmerzen des Bewegungsapparates können auftreten, wenn Fehlbeanspruchungen einen gewissen Schwellenwert erreichen und diese als größere Schadensmeldung durch Vermehrung der Nervenreize dem Nervensystem signalisiert werden.

Wie wird erkannt, ob sich schmerzhafte Störungen im Bewegungsapparat ankündigen?
Dies geschieht durch jede Erhöhung der Reize, die als Störungen wirken. Als solche wirken vor allem Fehlbeanspruchungen der Wirbelsäule, der Muskeln und Gelenke, die nicht ökonomisch eingesetzt werden und auch die Sicherheit der geweblichen Strukturen gefährden. Liegt der Schwellenwert der Störungen unterhalb seines Grenzwertes, kann mittels eines künstlichen Reizes, z. B. durch Fingerdruck auf den angespannten Muskel, die Schmerzempfindung geweckt werden. Wird die ursächliche Störung ausgeschaltet, wird der Fingerdruck unterschwellig und vermag deshalb auch nicht als «Schmerzreiz» zu wirken. Die Schmerzen entstehen durch Schonungsmechanismen, die sich im Gehirn abspielen. Man spricht von Schmerzreflexen oder reflektorischen Schmerzen. 1957 stellten wir folgende Schmerzerscheinung fest, die in der folgenden Abbildung dargestellt ist:

a, b, c

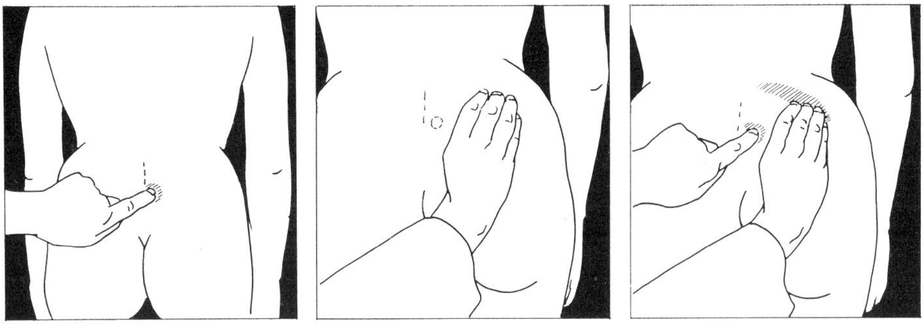

Bei einer Patientin war der Druck im Bereich eines Gelenks der unteren Lendenwirbelsäule rechts schmerzhaft (a), nicht aber der Druck auf die Muskeln des Beckenkamms (b); gleichzeitiger Druck auf das empfindliche Wirbelgelenk (c) löste «reflektorische» Druckschmerzen an den Muskeln des Beckenkamms aus[1].

Fünfte Regel

Schmerzen bei der Ausführung von einseitig immer wiederkehrenden Bewegungen oder beim Einnehmen von ungesunden Körperhaltungen machen sich über kurz oder lang bemerkbar. Sie verschwinden nach der Normalisierung des natürlichen motorischen Verhaltens, z. B. durch Gehen oder richtiges Turnen. Richtiges und zügiges Gehen ist eine besondere Art des ganzheitlich natürlichen motorischen Verhaltens.

Sechste Regel

Spielregeln zur ökonomischen Erfüllung der Aufgaben des Bewegungsapparates.

[1] Aus: Brügger, A.: Pseudoradikuläre Syndrome. Documenta Geigy, Acta rheum. *19*, S. 49 (1962).

Sechs wichtige Turnübungen für jedermann

Die abgebildeten Grundübungen bilden Richtlinien, die sich an der Beweglichkeit von jungen Menschen orientiert.

Nur junge Menschen sind so frei beweglich. Wer dies nicht kann, soll sich mit der kleineren Beweglichkeit zufrieden geben. Die Befähigung, die Übungen auszuführen, ist individuell unterschiedlich, je nach Kondition, Alter, Schmerzen.
Der Mensch richtet sich in seinen Haltungen und Bewegungen nach seinen angewöhnten Ausgangslagen. Da er sich hierzulande zumeist an die Einnahme von krummen Körperhaltungen gewöhnt hat, liegen auch seine Haltungen und Bewegungen diesen schlechten Körperhaltungen zugrunde. Zur Korrektur gehen wir daher von diesen, von ihm gewohnten ungünstigen Haltungen und Bewegungen aus und ziehen den Körper in die richtigen Körperhaltungen und Bewegungen hinauf. Beim Zählen der einzelnen Phasen der Turnübungen von 1 bis 8 liegt daher die Betonung auf die aufrichtenden Bewegungen.

Beispiel zu Übung 2: Das Beugen mit Krümmen des Rückens bedeutet «Gehen in die Ausgangslage», von der aus das Strecken erfolgt. Die Betonung liegt auf «Strecken».
Die sechs Grundübungen zur Erzielung der gesunden Körperhaltung und Bewegung, ausgewählt, modifiziert und präzisiert nach Dr. Alois Brügger.

Ausgangslagen

Stehen in der kleinen oder der großen Grätsche (falsch: geschlossene Beine und Füße). Die Übungen werden in Gruppen zu 8 Phasen durchgeführt, die mit 8 Ziffern bezeichnet werden. Man zählt «eins zwei, drei und vier, fünf, sechs, sieben und acht».
Die sechs Übungen verfolgen das Ziel, die durch das menschliche zivilisatorische Verhalten entstandenen Zwangshaltungen des Körpers zu lösen.

Übersicht der sechs Grundübungen

Übungen zum Lösen der krummen Zwangshaltungen des Körpers.
Die Zwangshaltungen sind in den Kapiteln 3 bis 8 den gesunden Körperhaltungen gegenübergestellt.

1. «Schultergürtel-Übung» zum Lösen des nach vorn verkrampften Schultergürtels.
2. «Rumpfbeugen und Rumpfstrecken» zum Lösen der Muskeln des Stammes.

Übungen zum Lösen der verdrillten Zwangshaltungen des Körpers.

3. «Schrägwippübung».
4. «Seitliche Wippübung».
5. «Rumpf-Drehübung».

Übung, die alle Abschnitte des Körpers mit Stamm und Kopf und die Arme und Beine gleichzeitig durchbewegen.

6. «Sprung-Streckübungen».

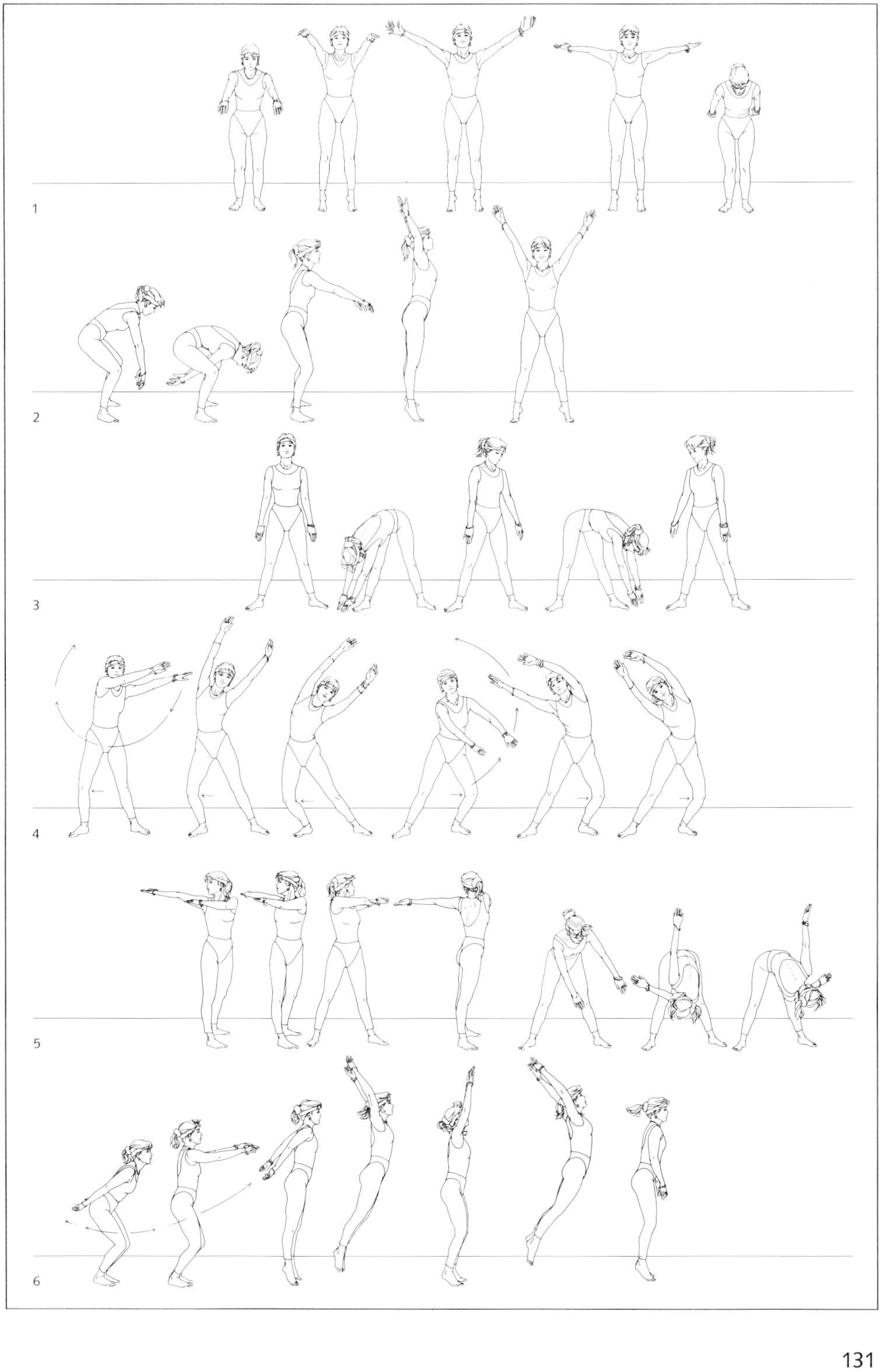
1
2
3
4
5
6

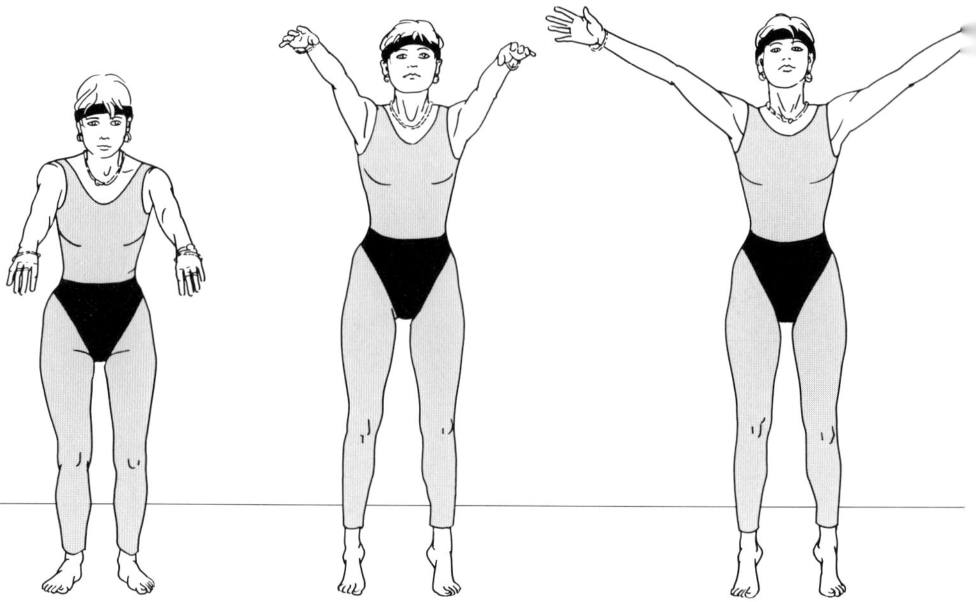

1 . . . .

5 . . . .

Erste Grundübung zum Aufrichten des Körpers: «Schultergürtelübung»

Fließendes, aus der kleinen Grätsche gehendes Armheben bis zur Horizontalen (1) und zügiges Ziehen der Arme nach hinten mit zweimaligem Nachwippen aus dem Zehenstand (2, 3 und 6, 7), dann Vorwärtssenken der Arme (4 und 8). Nachwippen mit jeweiligem Aufrichten des Brustkorbs; die Handrücken sind beim Rückwärtswippen nach unten gerichtet, und die Füße gehen dabei auf den Zehenstand.

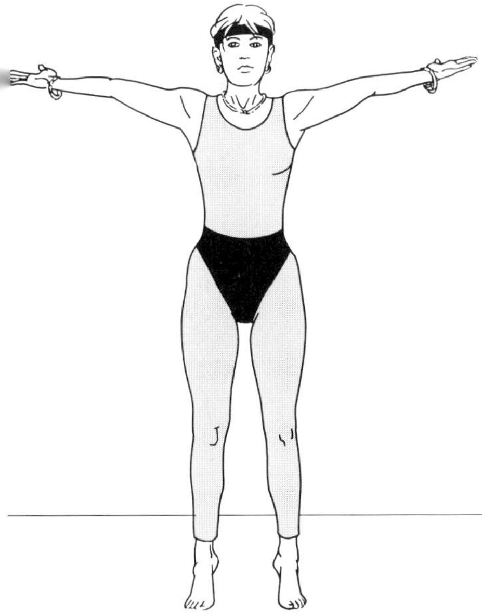

2, 3

6, 7

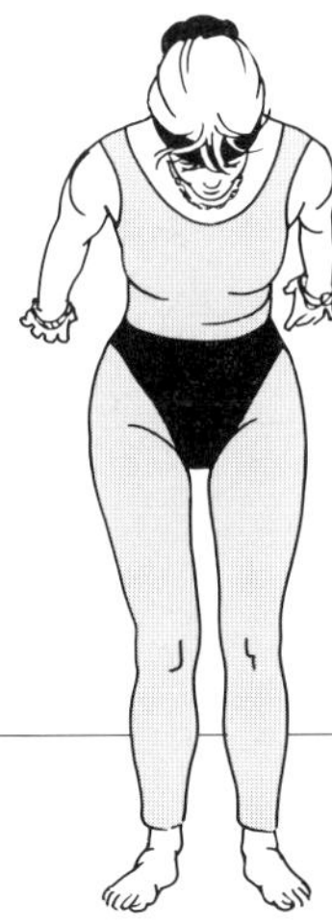

4

8

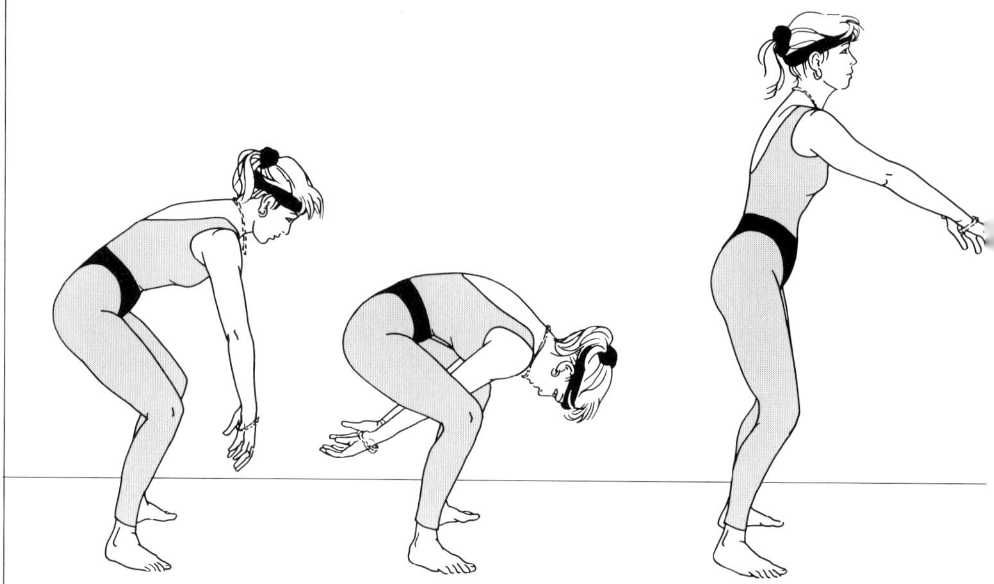

1, 2

5, 6

Zweite Grundübung: «Rumpfbeugen und Rumpfstrecken» mit Lösen der Bauchdecke

Aus der breiten Grätschstellung mit hängenden Armen ausgehende kombinierte Übung mit vorwärtswippendem Beugen des Rumpfes. Bückendes Wippen (1, 2, 5, 6); Hochschlagen mit Rückwärtswippen der gestreckten Arme (3, 4, 7, 8). Beim Vorwärtsbeugen Fußsohlen am Boden haftend, beim aufrichtenden Strecken in den Zehenstand übergehend.

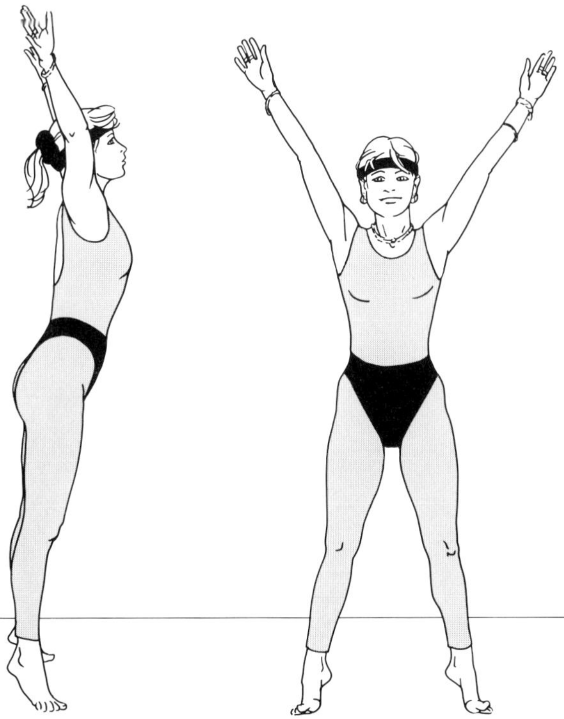

3, 4

7, 8

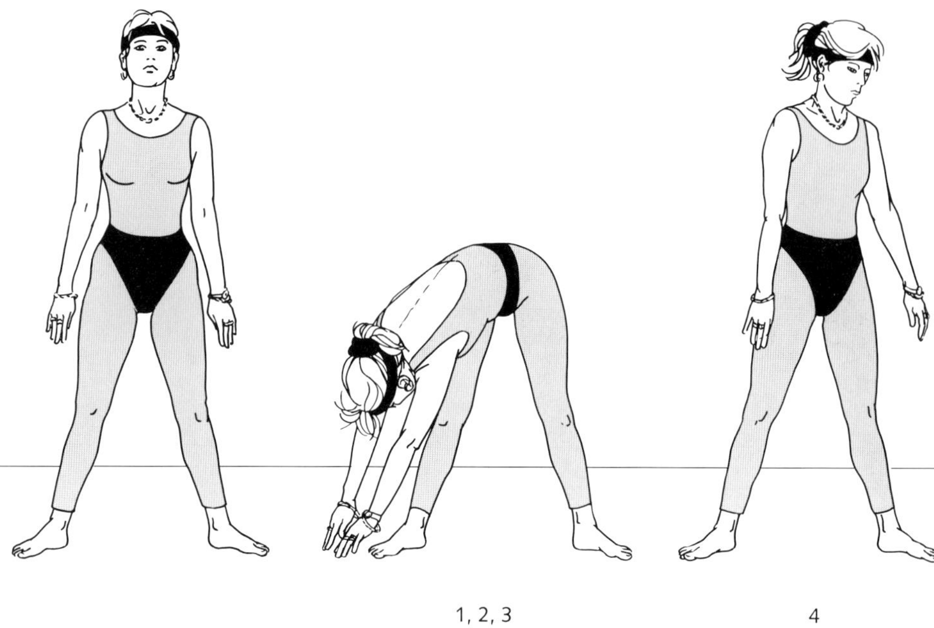

Dritte Grundübung: «Schrägwippübung»

Aus der breiten Grätschstellung ausgehendes dreimaliges Rumpfwippen vorwärts mit Armsenken bis zum Berühren des Fußes links (1, 2, 3) sowie rechts (5, 6, 7) und Strecken der Arme und des Rumpfes (4, 8).

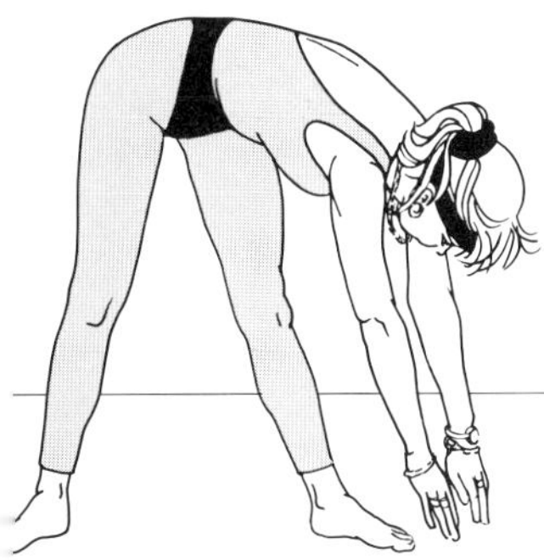

5, 6, 7

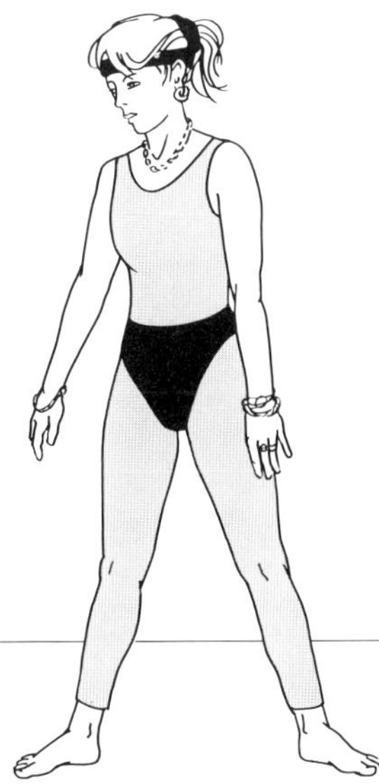

8

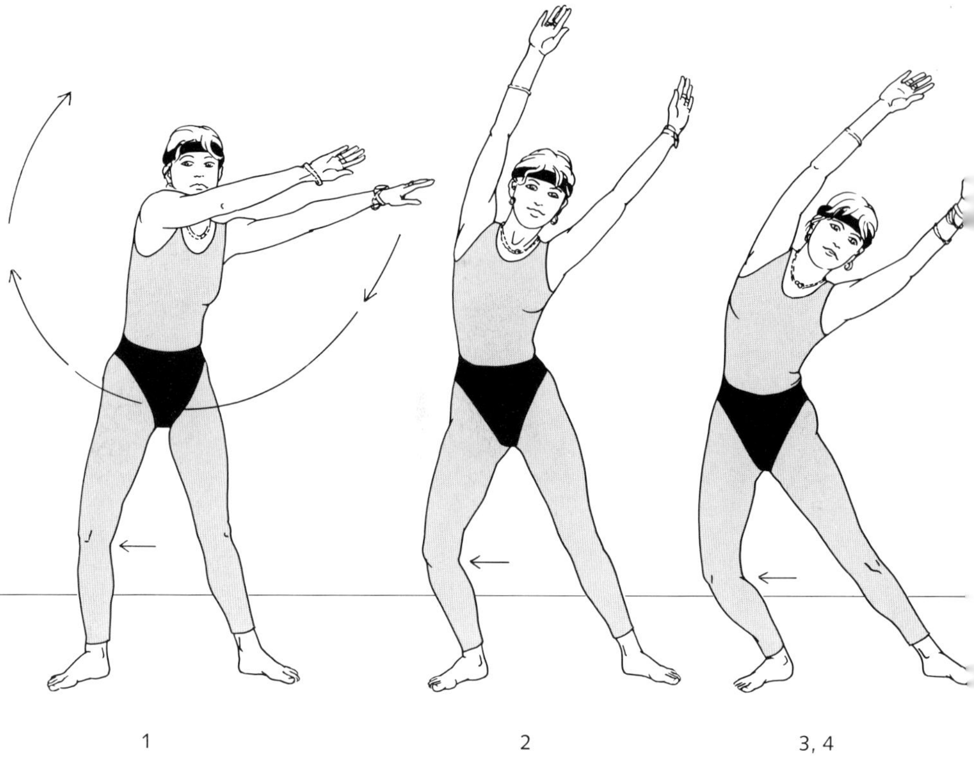

Vierte Grundübung: «Seitliche Wippübung»

Aus der breiten Grätschstellung ausgehendes Hochhalten der Arme mit Armkreisen nach rechts seitwärts hoch (1), dreimaliges Armwippen nach links, Knie- und Rumpfwippen nach rechts seitlich (2, 3, 4), dann Hochhalten der Arme mit Armkreisen nach links hoch (5), dreimaliges Armwippen nach rechts sowie Knie- und Rumpfwippen nach links (6, 7, 8).

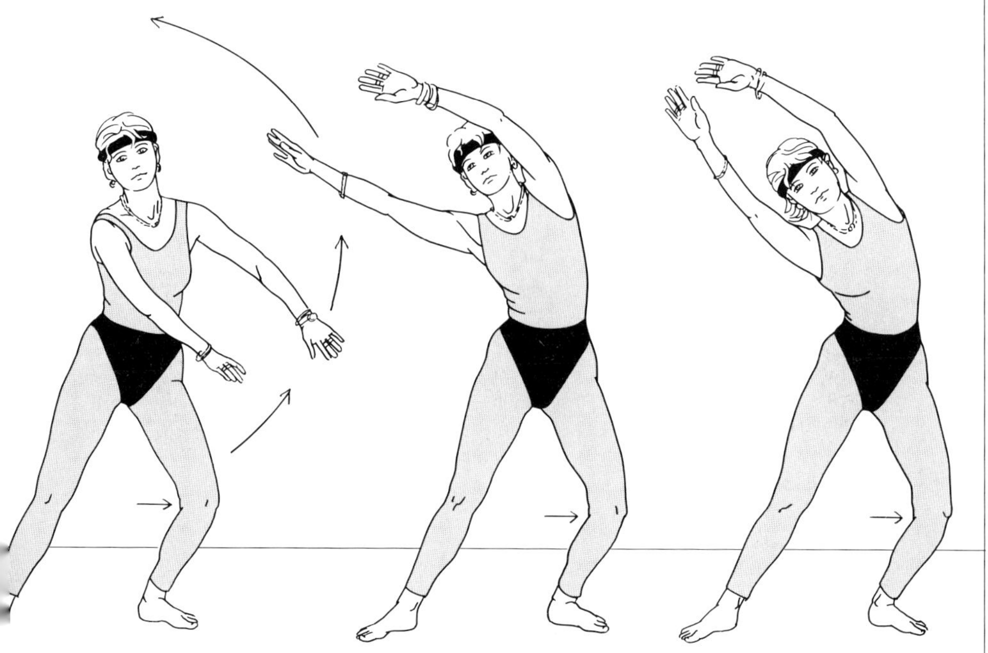

5 6 7, 8

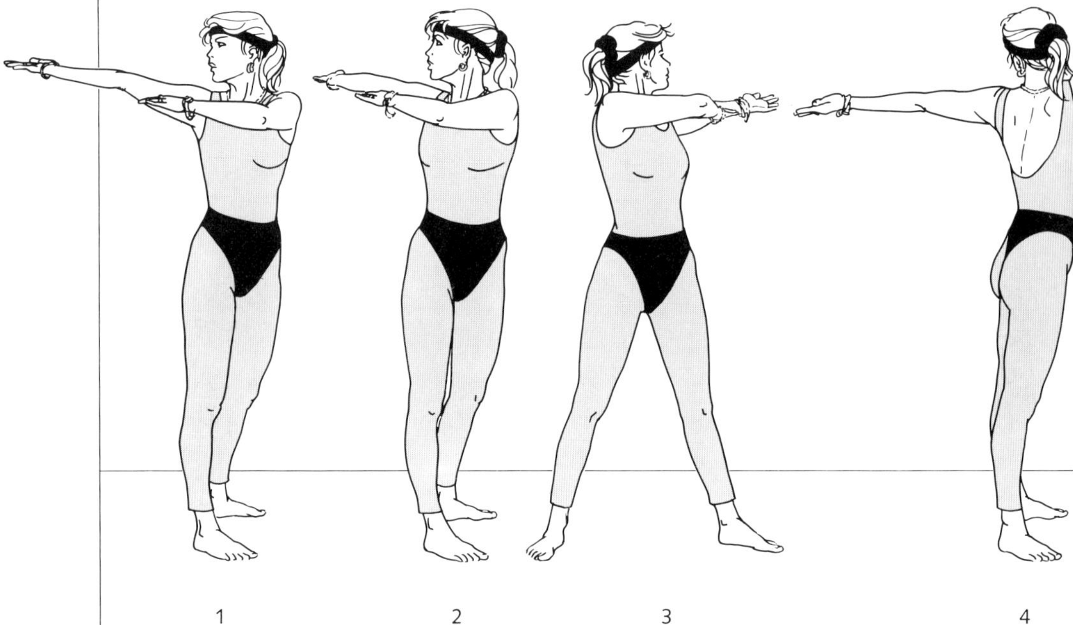

Fünfte Grundübung: «Rumpf-Drehübung»

Breite Grätschstellung, die Arme horizontal nach vorn gehalten, Drehen des Rumpfes nach rechts (1, 2) und nach links (3, 4), jeweils mit Nachfedern; Rumpfbeugen vorwärts zur Horizontalen mit Rumpfdrehen abwechselnd nach rechts (5 und 7) und nach links (6 und 8).

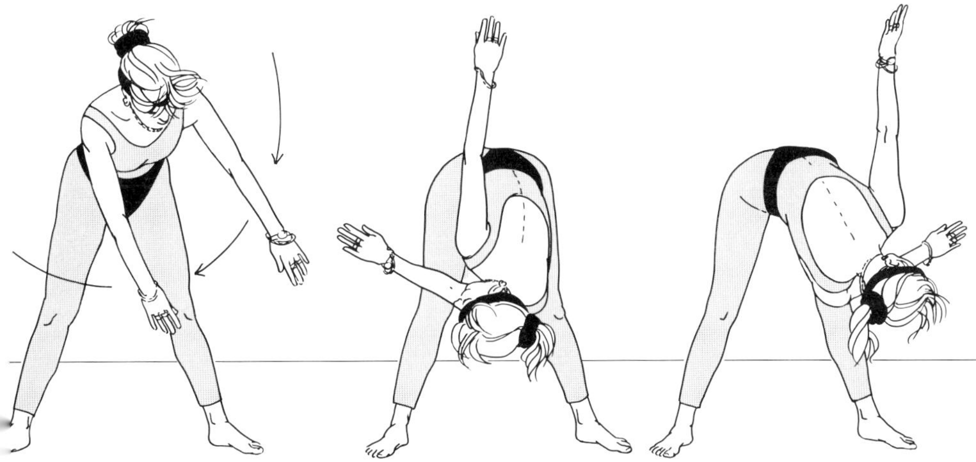

5

7

6

8

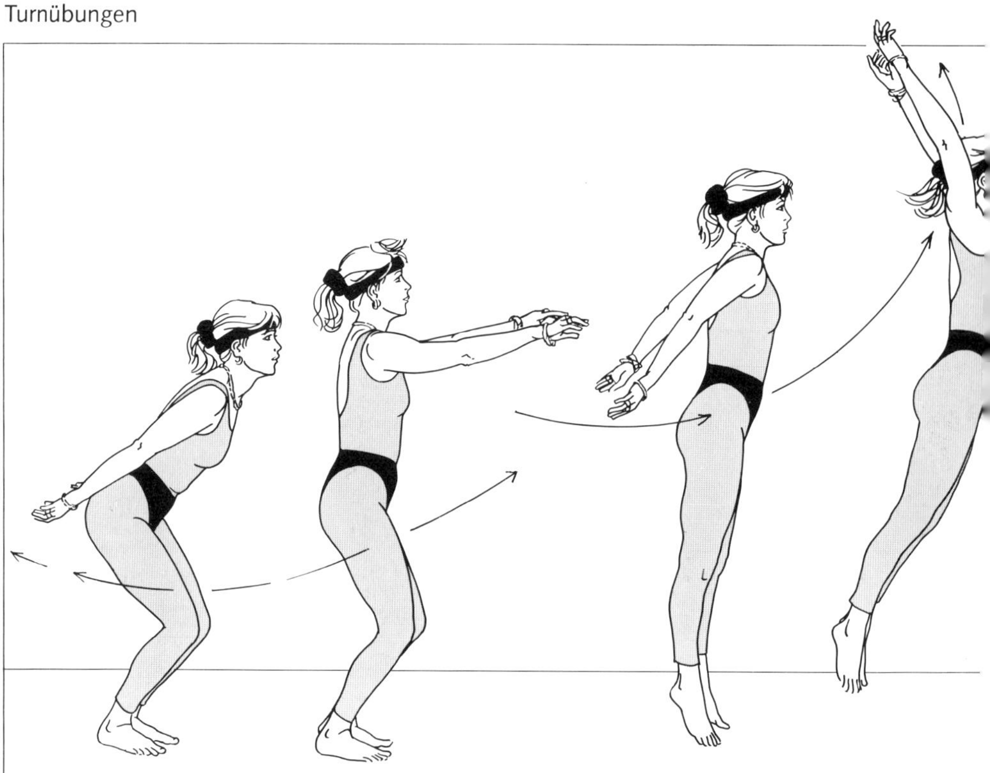

Sechste Grundübung: «Sprung-Streckübung»

Viermaliges Hüpfen an Ort mit Armschwingen (1, 2, 3, 4,) und zweimaliges Springen an Ort mit Armstrecken vorwärts hoch (5, 7), Rückkehr in die Grundstellung (6, 8).

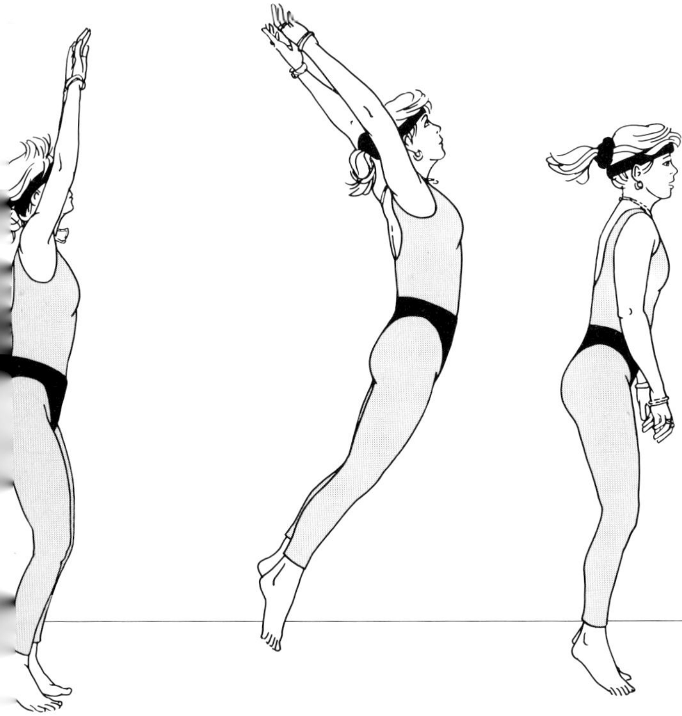

6 7 8

Dr. med. Alois Brügger: Gesunde Haltung und Bewegung im Alltag

Schweiz:
Brügger-Verlag GmbH, Geschäftsführerin Frau Marta Rhonheimer,
Bodenacherstraße 47, CH–8121 Benglen
Tel. (01) 825 51 94, Fax (01) 825 09 82 (Schweiz 0041)

Deutschland:
DSV-Verlag, Postfach 41 03 33, D–34065 Kassel
Tel. (05 61) 31 48 30, Fax (05 61) 3 21 85

Österreich:
Vertrieb Frau Susanne Lingitz, Mozartstraße 52/2, A–9020 Klagenfurt
Tel. (0463) 24 28 53

Weitere grundlegende Fachbücher des Autors

Die Erkrankungen des Bewegungsapparates und seines Nervensystems (Handbuch), Fischer, Stuttgart/New York, 1. Auflage (1977), 2. Auflage (1980), Neudruck (1986).

Die Funktionskrankheiten des Bewegungsapparates – Interdisziplinäre Grundlagen, klinische Symptomatologie und Therapie. Dieser Band behandelt den letzten Stand der Lehre von den Funktionskrankheiten des Bewegungsapparates und erscheint im Gustav Fischer Verlag, Stuttgart / New York, 1996.